# Ganzheitlich gesund mit Natriumbicarbonat

Ein Naturstoff als Heilmittel

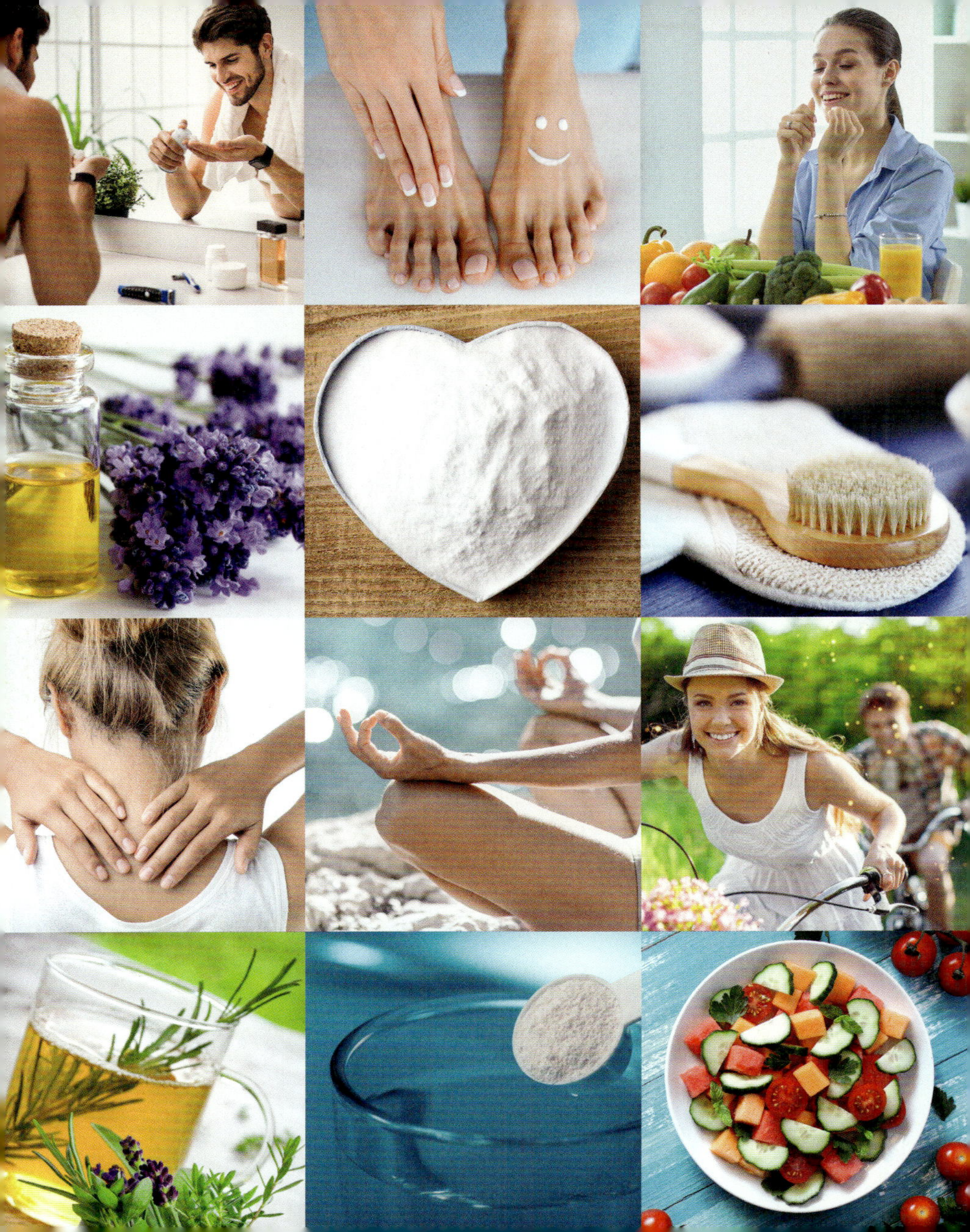

1. Auflage September 2019
2. Auflage Januar 2020
3. Auflage Februar 2022



Umschlaggestaltung, Satz und Layout:
Gabriele Karas, kh Grafik Design, Wien

ISBN: 978-3-86445-691-6

*Gerne senden wir Ihnen unser Verlagsverzeichnis*
Kopp Verlag
Bertha-Benz-Straße 10
D-72108 Rottenburg
E-Mail: info@kopp-verlag.de
Tel.: (0 74 72) 98 06-10
Fax: (0 74 72) 98 06-11

*Unser Buchprogramm finden Sie auch im Internet unter:*
www.kopp-verlag.de

Dr. Natalie Lauer

# Ganzheitlich gesund mit Natrium bicarbonat

## Ein Naturstoff als Heilmittel

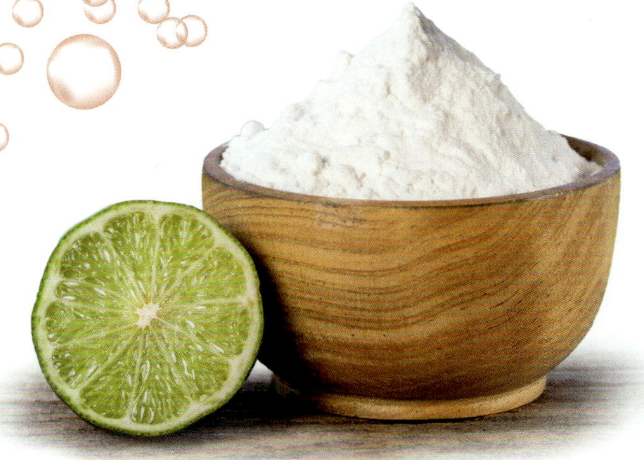

KOPP VERLAG

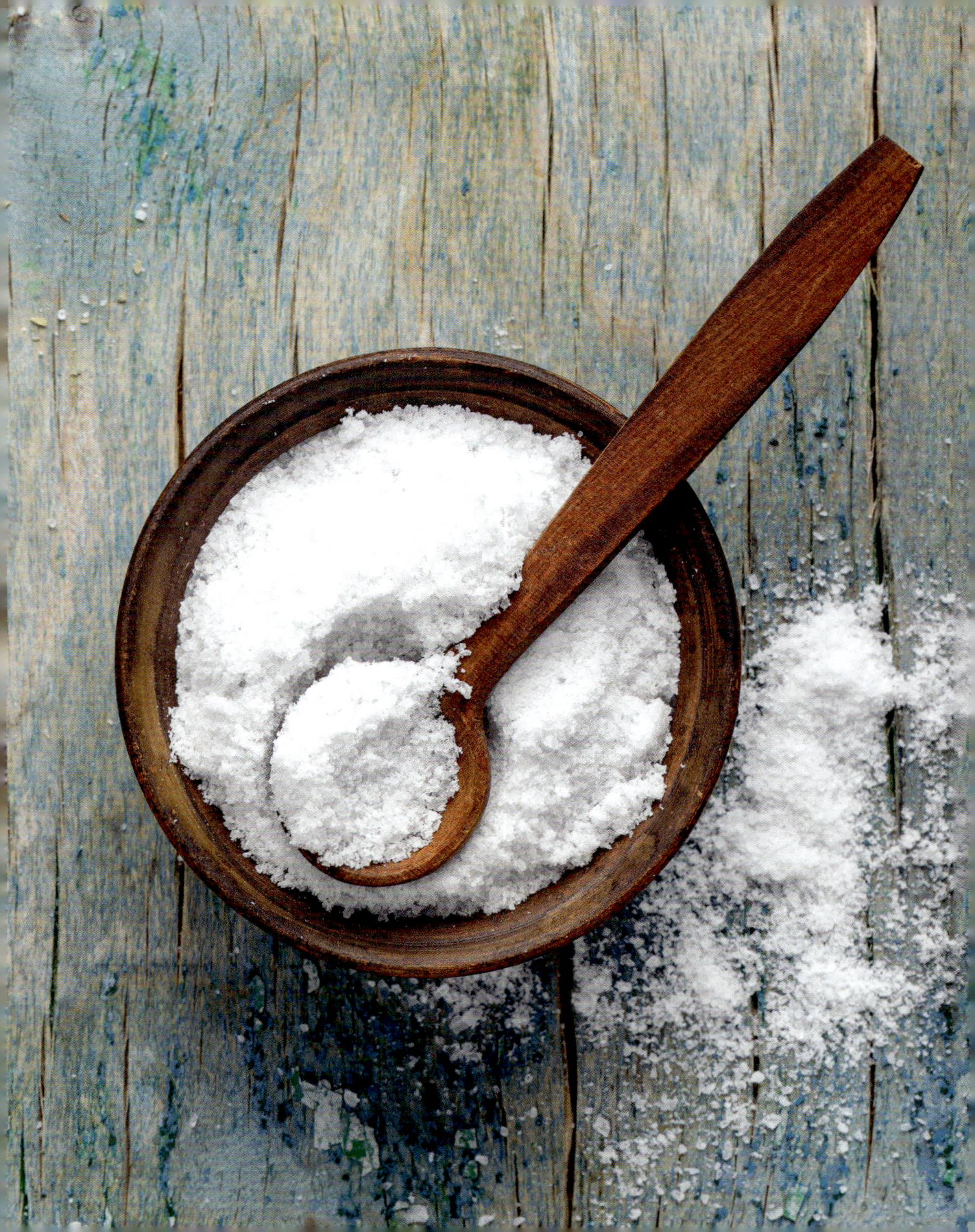

## Vorwort

Es ist preisgünstig und rezeptfrei – kein Wundermittel, aber eine heilsame Substanz, die noch dazu gute Dienste im Haushalt leistet. Die Rede ist von Natron. Lange Zeit fand sich in jedem ordentlichen Haushalt Natron, ein Natriumsalz der Kohlensäure, im Küchenschrank – meistens das Produkt aus dem Hause Kaiser. Es wurde nicht nur gebraucht, um einen luftigen Sonntagskuchen zu backen, sondern fand auch zu Heilzwecken Verwendung. Beschwerden wie Sodbrennen oder andere säurebedingte Erkrankungen wurden damit behandelt.

Die heilende Wirkung der Substanz beruht auf ihrer basischen Eigenschaft, die den Säure-Basen-Haushalt in Schwung bringt und damit eine saure Stoffwechsellage ausgleicht. In der Folge wirkt Natron präventiv gegen säuredegenerative Störungen wie Bluthochdruck, Gicht, Alzheimer, Osteoporose und kardiovaskuläre Erkrankungen. Aber auch bereits bestehende Beschwerden können damit gelindert werden.

Die anorganische Substanz schützt außerdem vor freien Radikalen sowie vor der Toxizität chemischer Stoffe. Schon allein aus diesen Gründen sollte Natron auch heute in keinem Haushalt fehlen!

Ein Buch über diese Substanz ist immer auch gleichzeitig eine Lektüre über den Säure-Basen-Haushalt und wie sich dieser ganzheitlich optimieren lässt. Das bloße Einnehmen von Pillen ist hier fehl am Platz. Zur Gesundheitspflege gehört genauso ein gesunder Lebensstil, der Bewegung, gute Ernährung oder auch Entspannung mit einschließt.

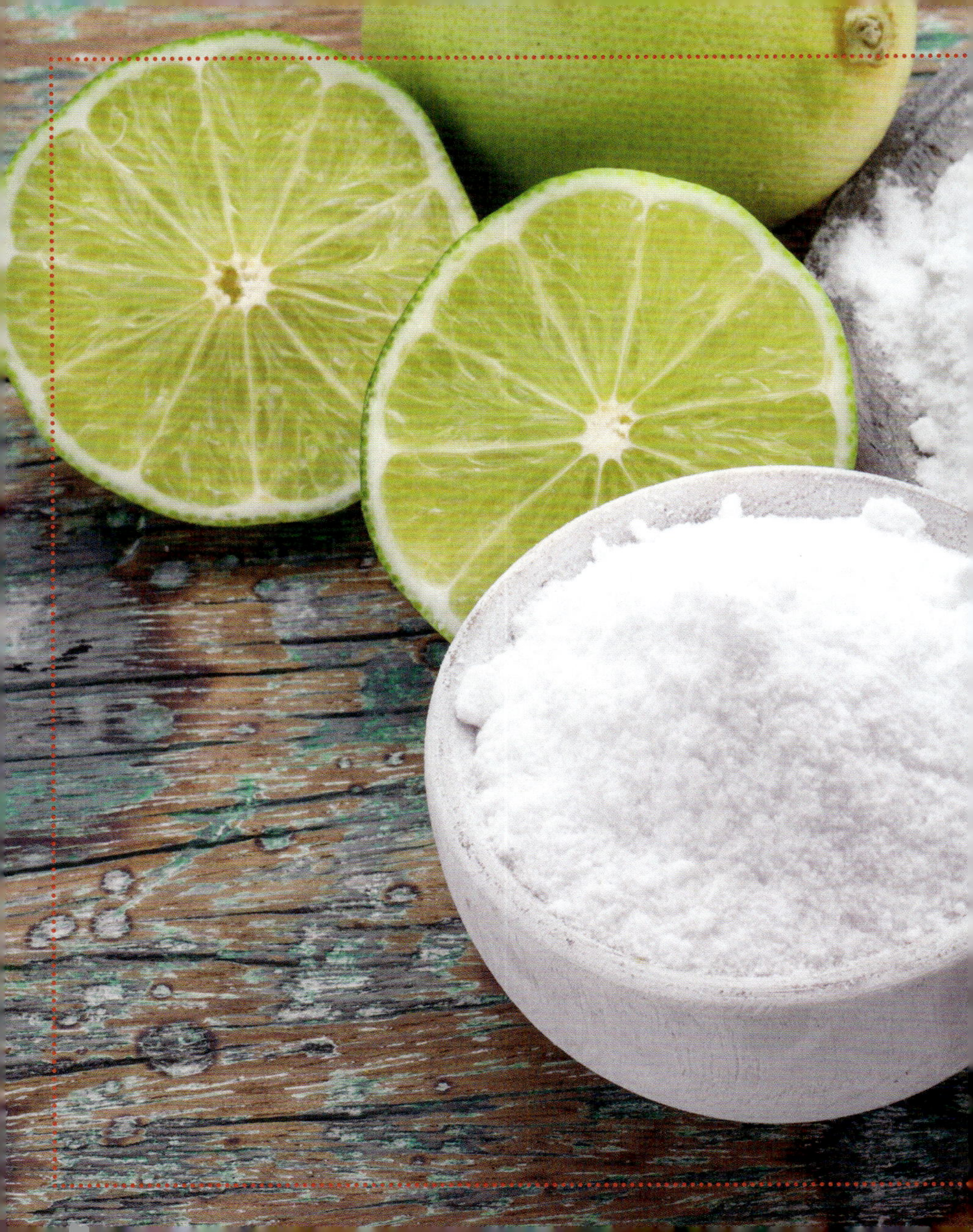

# Was ist Natron?

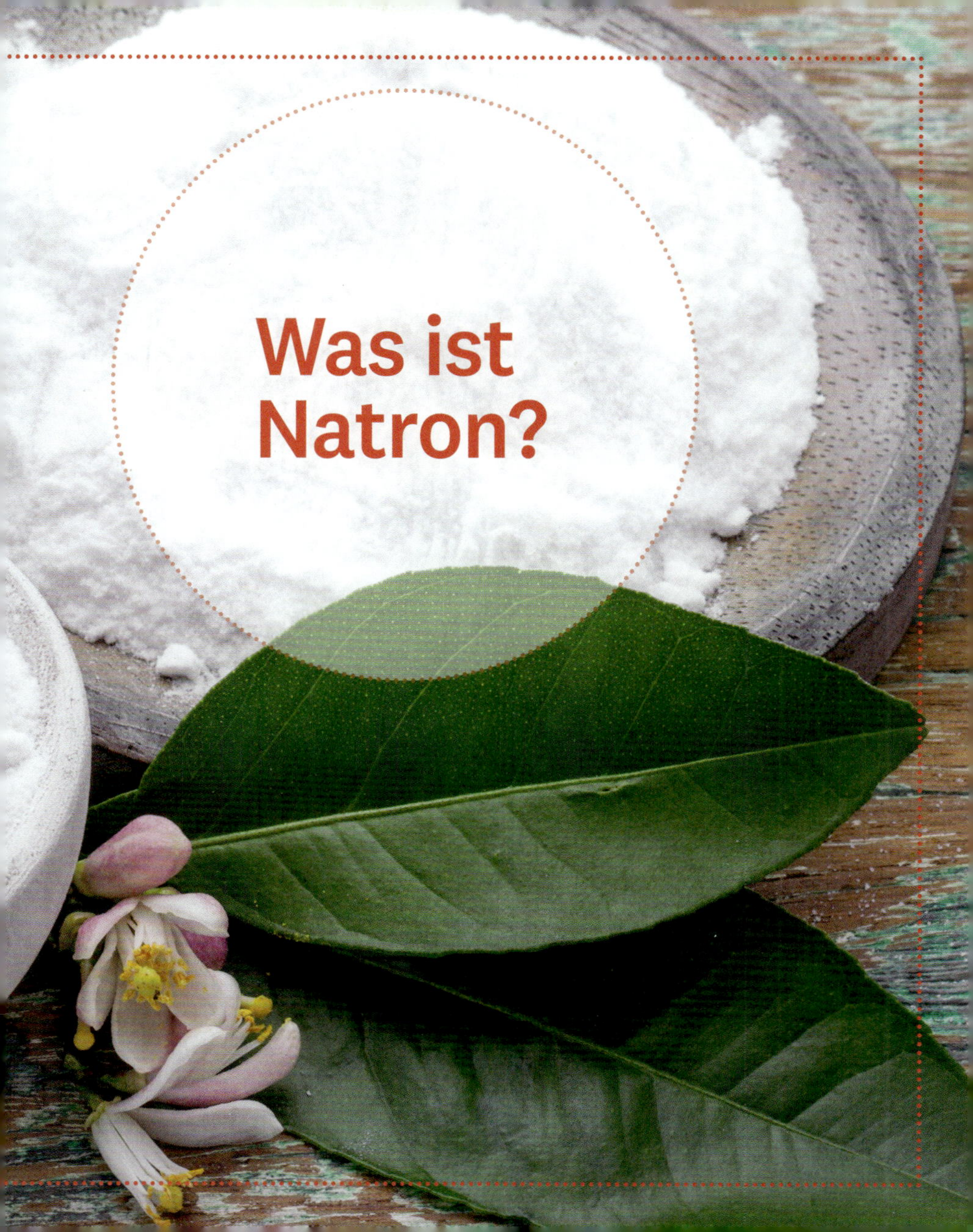

# Was ist Natron?

Natron (auch Natronbicarbonat oder Natriumhydrogencarbonat) ist eine Substanz mit der Summenformel $NaHCO_3$. Als Lebensmittelzusatzstoff wird Natron unter E 500ii gelistet. Die Verbindung ist geruchlos, farblos, erscheint in Pulverform weiß und ist wasserlöslich. Der Stoff wird der Gruppe der Bicarbonate (Hydrogencarbonate) zugeordnet und ist ein Natriumsalz der Kohlensäure. Bicarbonate werden durch die Neutralisation der Kohlensäure mit einer Base gebildet.

Der natürliche Mineralstoff kommt in der Natur in Ölschiefer als Nahcolith vor, kann aber auch synthetisch durch das Versetzen von gereinigter Natriumcarbonatlösung mit Kohlenstoffdioxid gewonnen werden.

Im Handel ist Natron unter anderem als Bullrich-Salz, Backnatron oder Speisenatron bekannt.

Die Substanz leistet nicht nur im Haushalt und in der Kosmetik gute Dienste, sondern besitzt nicht zuletzt durch seine basische Eigenschaft eine ausgezeichnete gesundheitsfördernde Wirkung.

Im Organismus wird Natron zunächst in unterschiedliche Bestandteile aufgespalten (zum Beispiel in Bicarbonate), die schließlich überschüssige Säuren neutralisieren. Das »Basenpulver« bringt deshalb bei innerlicher Anwendung den Säure-Basen-Haushalt in Balance, optimiert den pH-Wert im Blut sowie in anderen Körperflüssigkeiten und schützt so vor Erkrankungen und Zuständen, die mit Übersäuerung assoziiert werden (siehe S. 29).

Als Badezusatz regeneriert es den Säureschutzmantel der Haut, fördert die Durchblutung und wirkt anregend.

Bereits in der Antike wussten die Menschen die Verbindung zu schätzen. Produziert wurde sie in Ägypten, im Mittleren Osten sowie in Griechenland; man verwendete sie zum Kochen, zur Herstellung von Glas, in der Landwirtschaft, als Heilmittel und zur Mumifizierung. Antike Schriften überliefern die medizinische Anwendung in Form von Hunderten Rezepten. Im Wesentlichen wurde Natron äußerlich appliziert; insbesondere Hauterkrankungen oder auch durch Pilzinfektionen oder Parasiten hervorgerufene Läsionen wurden damit therapiert. Die heutige Kenntnis über die pharmakologischen Eigenschaften der Komponenten von Natron kann die Bedeutung und Anwendung des Stoffs in der antiken Medizin nicht vollständig erklären (Josset 1996).

Der Begriff *Natron* stammt aus dem Ägyptischen. Hier werden als göttlich geltende Substanzen mit dem Konsonatenstamm *nṯrj* (= »göttlich«) gebildet. Südöstlich der altägyptischen Hafenstadt kommt Natron natürlich vor – genauer gesagt in der Sketischen Wüste, die auch unter der Bezeichnung Wadi an-Natrun bekannt ist. Es wurde zu früheren Zeiten zur Mumifizierung sowie zur rituellen Reinigung gebraucht.

## Achtung! Natron und Soda sind ***nicht*** das Gleiche

Häufig werden die beiden Verbindungen **Natron** und **Soda** gleichgesetzt, dabei handelt es sich um verschiedene Stoffe, wenngleich sie miteinander verwandt sind. Beide Substanzen wirken basisch. Allerdings zeigt Soda stärkere basische Eigenschaften als Natron. Die Stoffe dürfen deshalb nicht gleich angewendet werden. Natron kann sowohl für innerliche als auch äußerliche Anwendungen gebraucht werden. Bei Soda ist das nicht ratsam. Es reizt die Schleimhäute und kann Irritationen auf der Haut hervorrufen. Deshalb dient es im Gegensatz zu Natron im Haushalt lediglich als Reinigungsmittel und ist in der Regel weder für die Körperpflege noch für die Gesundheitspflege geeignet.

Verwechselt werden beide Verbindungen vermutlich aus zweierlei Gründen: Zum einen werden beide Substanzen seit langer Zeit für die unterschiedlichsten Zwecke im Haushalt eingesetzt. Zum anderen ähneln sich ihre chemischen Bezeichnungen. So wird Natron auch Natriumhydrogencarbonat genannt; synonym für den Begriff »Soda« kann Natriumcarbonat verwendet werden. Hinzu kommt, dass sowohl Natron als auch Soda weiße Pulver sind und bereits aus rein optischen Gründen eine Verwechslungsgefahr besteht.

Natron hat die Summenformel $NaHCO_3$, während jene von Soda $Na_2CO_3$ ist. Die Basis beider Verbindungen bildet Natrium – darum auch die ähnlichen Bezeichnungen. Natron ist ebenso wie Soda ein Carbonat. Carbonate sind Salze der Kohlensäure. Das in der Bezeichnung Natriumhydrogencarbonat versteckte »hydrogen« gibt bereits einen Hinweis auf den Unterschied der beiden Verbindungen. In Natron ersetzt nämlich ein Wasserstoff-Atom ein Natrium-Atom. Oder andersherum erklärt: Natron setzt sich aus einem Wasserstoff- und einem Natrium-Atom zusammen, während in Soda anstelle des Wasserstoff-Atoms ein weiteres Natrium-Atom vorhanden ist.

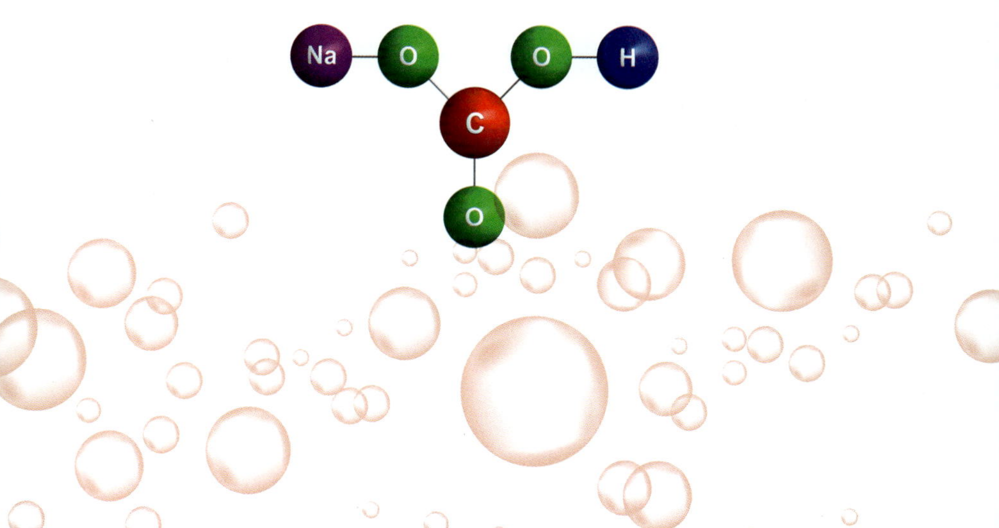

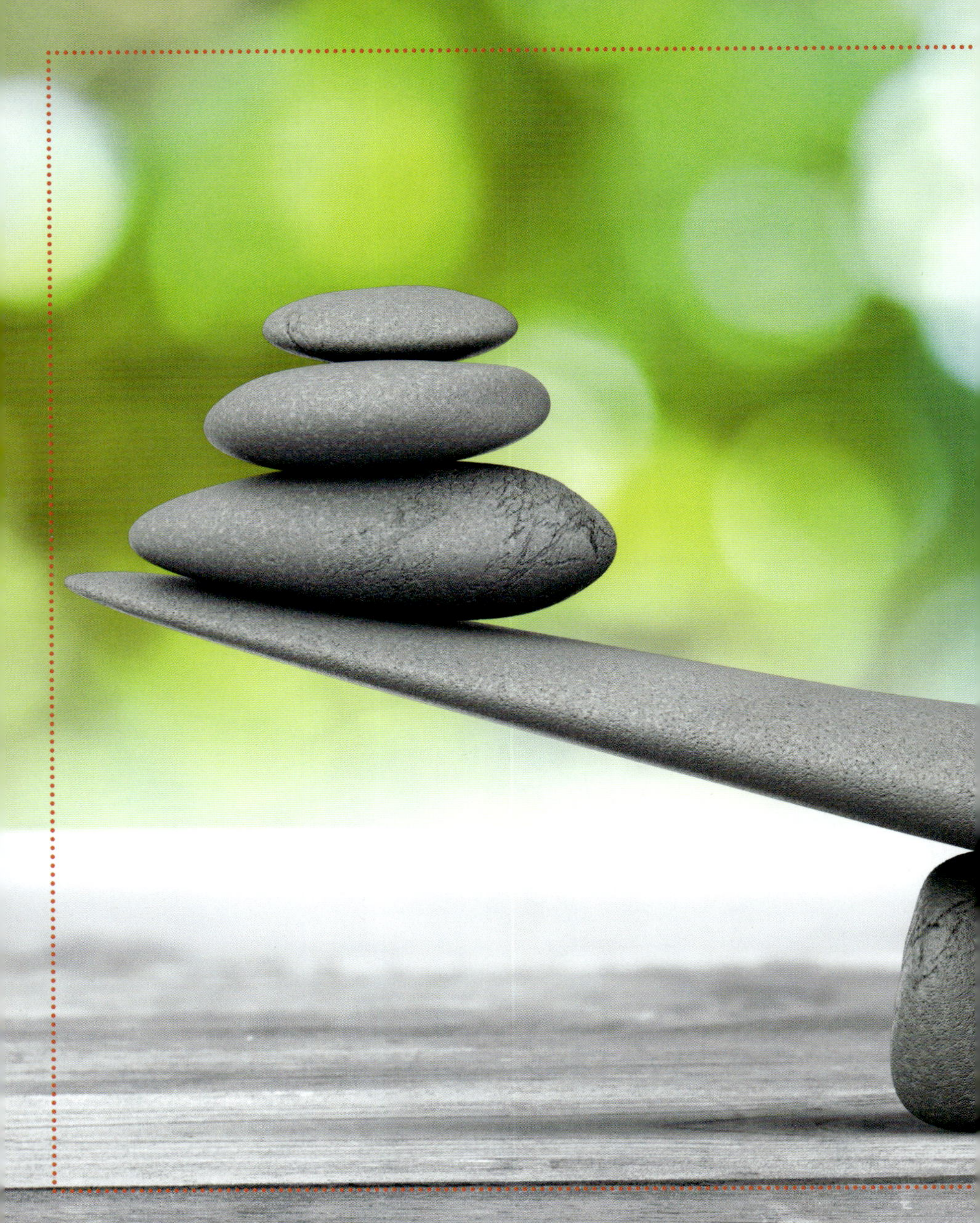

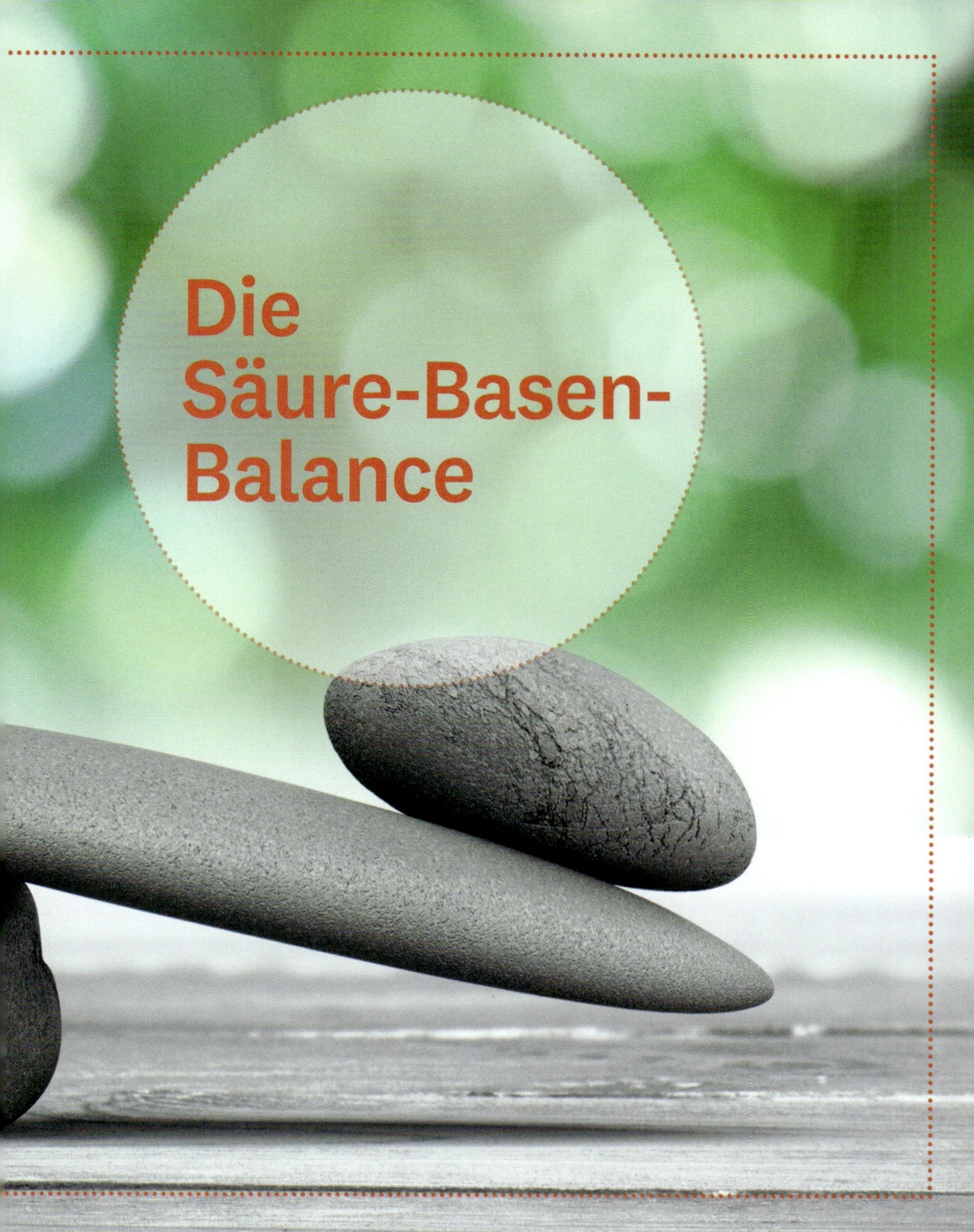

# Die Säure-Basen-Balance

# Die Säure-Basen-Balance

Bei sämtlichen Prozessen im Organismus spielen chemische Verbindungen eine wichtige Rolle. So beeinflusst auch das Verhältnis von Säuren und Basen unsere Gesundheit und unser seelisches Wohlbefinden maßgeblich. Doch was genau sind Säuren und Basen eigentlich?

Der Begriff »Säure« umfasst alle Verbindungen, die Protonen $H+$ (positiv geladene Teilchen) an einen Reaktionspartner (Basen) übertragen können und somit als Protonendonator (Protonengeber) agieren. Säuren unterscheiden sich hinsichtlich ihrer Stärke: Salzsäure besitzt starke Säureeigenschaften, während beispielsweise Kohlensäure eher schwach ist. In wässrigen Lösungen ist ihr Reaktionspartner vor allem Wasser. Dabei wird der pH-Wert der Lösung durch die Bildung von Oxoniumionen gesenkt.

Säuren müssen nicht immer flüssig sein. Zitronensäure ist beispielsweise eine Feststoffvariante. Säuren reagieren mit Basen unter Bildung von Salz und Wasser. Basen sind das Gegenstück zu Säuren. Sie sind in der Lage, diese zu neutralisieren, können Protonen aufnehmen und besitzen negativ geladene Hydroxidionen (OH).

Unser Organismus benötigt alkalische (= basische) Mineralstoffe wie Natrium, Kalium, Eisen oder Magnesium. Sie fungieren als Regelstoffe und sind wichtige Bausteine. Wie bei den Säuren gibt es stärkere und schwächer wirkende Basen: Natron ist eine schwache Base, hingegen verfügen Natriumhydroxid oder Kalilauge über eine stärkere Basenqualität. Säuren und Basen befinden sich in einem ständigen Wechselspiel zueinander und bilden eine Einheit, die stets in Relation zu ihrem Reaktionspartner steht. Aus diesem Grund müssen beide Verbindungen im Körper präsent sein – und sie sollten sich auch möglichst im Gleichgewicht befinden, damit wir gesund und lebensfroh sind.

## Die pH-Skala

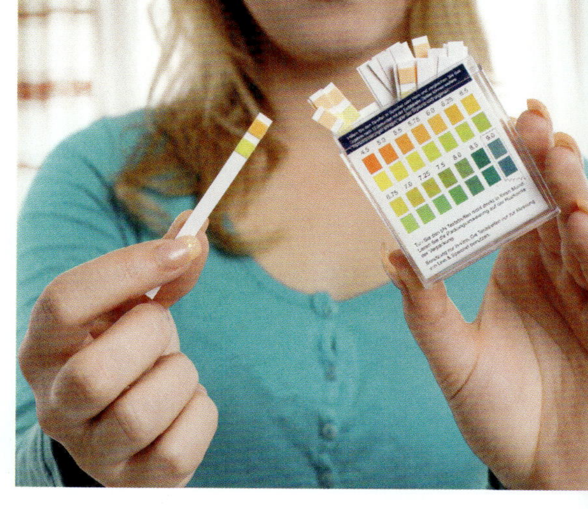

Anhand der pH-Skala kann man den Grad beziehungsweise die Stärke der Säure feststellen.

Das Kürzel »pH« steht für *potentia hydrogenii*, was so viel bedeutet wie die Konzentration der Wasserstoffionen.

Die pH-Skala ist also ein Maß für die Konzentration der Ionen, die von der Säure in wässriger Lösung abgegeben werden.

Diese Skala reicht von 0 bis 14. Ein pH-Wert von 7 gilt als neutral; alle Werte unter 7 sind sauer. Je geringer der aktuelle pH-Wert ist, umso stärker ist die Säure. Alle Werte über 7 sind basisch; 14 stellt dabei die höchste basische Konzentration dar. Natron hat übrigens einen pH-Wert von 8 und ist damit basisch.

Um klare Zahlenwerte für die Sättigung der Wasserstoffionen zu erhalten, wurde der pH-Wert als negativer dekadischer Logarithmus der Wasserstoffionen-Konzentration definiert. Das bedeutet: pH 5 enthält zehnmal mehr Wasserstoffionen als pH 6.

Der pH-Wert im Blut gibt Auskunft über die Konzentration des Wasserstoffs und verrät, wie sauer oder basisch die Körperflüssigkeiten sind. Er ist ein Maßstab für den Säuregrad und befindet sich in der Regel im basischen Bereich, der zwischen 7,35 und 7,45 liegt.

Liegt der Basenüberschuss bei einem Blut-pH-Wert, der größer ist als 7,45, spricht man von einer Alkalose. Handelt es sich um einen Säureüberschuss mit einem Blut-pH-Wert, der kleiner

**pH-Werte wässriger Lösungen**

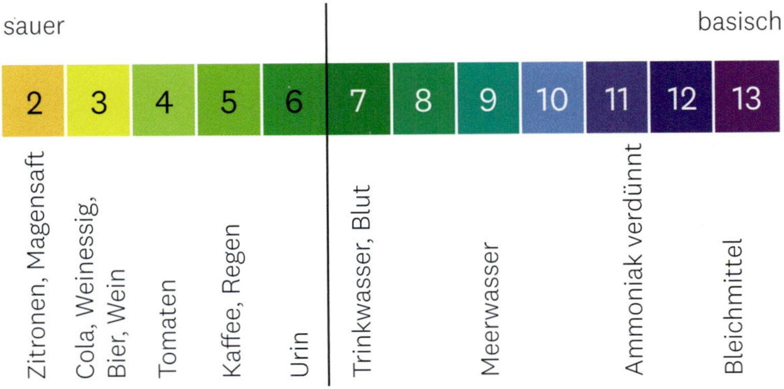

sauer | basisch

| pH | Beispiele |
|---|---|
| 2 | Zitronen, Magensaft |
| 3 | Cola, Weinessig, Bier, Wein |
| 4 | Tomaten |
| 5 | Kaffee, Regen |
| 6 | Urin |
| 7 | Trinkwasser, Blut |
| 8 | |
| 9 | Meerwasser |
| 10 | |
| 11 | Ammoniak verdünnt |
| 12 | |
| 13 | Bleichmittel |

als 7,35 ist, ist von einer Azidose die Rede. Würde sich der Säuregrad unseres Bluts massiv verschieben und sich unter oder über den Extremwerten befinden, würden wir sterben. Damit dies nicht geschieht, verfügt der Körper über Puffersysteme. Diese regulieren den pH-Wert und halten ihn im Blut auf akzeptablem Niveau.

## Säureausgleich im Blut

Ein Puffer nimmt Protonen (positiv geladene Teilchen) aus der Körperflüssigkeit auf, sobald diese im Überschuss vorhanden sind. Herrscht hingegen ein Protonenmangel vor, gibt der Puffer wieder positiv geladene Teilchen ab.

Es gibt folgende Blutpuffer: ein Kohlensäure-Bicarbonat-System, ein Phosphat-Puffersystem und ein Protein-Puffersystem.

### → Kohlensäure-Bicarbonat-System

Am bedeutendsten ist das offene Kohlensäure-Bicarbonat-System. Es setzt sich aus Kohlensäure ($H_2CO_3$) und Bicarbonat ($HCO_3$) zusammen.

Verfügt das Blut über einen Überschuss an positiven Teilchen, ist es zu sauer. In der Folge bindet das Bicarbonat ein Proton und wird zu Kohlensäure. Diese zerfällt in Wasser ($H_2O$) und Kohlenstoffdioxid ($CO_2$). Durch erhöhte Lungenaktivität wird dann vermehrt Kohlenstoffdioxid ausgeatmet. Weist das Blut hingegen zu wenig Säure auf, löst sich ein Proton von der Kohlensäure, die schließlich zu Bicarbonat wird. Die Atemtätigkeit wird gedrosselt, und man atmet weniger Kohlenstoffdioxid aus.

Das Bicarbonat-Transportsystem stellt einen essenziellen Teil der Körperfunktionen dar. Einige Erkrankungen lassen sich auf eine Störung dieses Transportsystems zurückführen. Es reguliert den zellulären pH-Wert, steuert den pH-Wert im gesamten Körper, reguliert sowohl das Zellvolumen als auch die Flüssigkeitssekretion und entsorgt die im Körper anfallenden Hauptabfallprodukte ($CO_2/HCO_3-$).

Die von der Bauchspeicheldrüse in den Darm sekretierten Flüssigkeiten enthalten reichlich Bicarbonat, das in der Lage ist, Säuren zu neutralisieren. Im Darm neutralisiert es deshalb dort hingelangte Magensäure und resorbiert gleichzeitig Wasser.

### → Phosphat-Puffersystem

Dieses System zählt wie das Protein-Puffersystem zu den geschlossenen Puffersystemen. Das bedeutet, keiner der beiden Reaktionspartner kann aus diesem System entweichen. Das Phosphat-Puffersystem besteht aus primärem und sekundärem Phosphat ($H++ HPO_4 = H_2PO_4$). Seine Pufferung ist eher unbedeutend, da die Konzentration im Blut sehr gering ist. Allerdings spielt es eine wichtige Rolle bei der Regulierung des intrazellulären pH-Werts sowie bei der Ausscheidung von Protonen in der Niere.

### → Protein-Puffersystem

In der Regel sind alle Plasmaproteine in der Lage, als Puffer zu agieren. Besonders wichtig sind vor allem die Proteine Albumin und Hämoglobin. Zur Pufferungsfähigkeit von Hämoglobin trägt insbesondere die Aminosäure Histidin bei.

### Regulation des Säure-Basen-Haushalts

Der Säure-Basen-Haushalt kann vom Körper selbst durch verschiedene Mechanismen – die oben genannten Puffersysteme – ausgeglichen werden. Je nach Organ sorgen verschiedene Puffersubstanzen für eine optimale Säure-Basen-Bilanz.

## Säureausgleich über die Lunge

Die durch die Neutralisation im Blut freigesetzte Kohlensäure ($H_2CO_3$) wird über die Lunge in Form von Kohlenstoffdioxid ($CO_2$) ausgeschieden. Der Körper kann somit die Säurebelastung kurzfristig durch vermehrte Abatmung ausgleichen. Allerdings atmet man dabei nicht nur Kohlendioxid, sondern auch wertvolles basisches Bicarbonat ($HCO_3$) aus. Für einen langfristigen Säureausgleich sorgen hingegen die Nieren.

## Säureausgleich über die Nieren

Über die Nieren werden solche Säuren ausgeschieden, die nicht flüchtig sind und nicht in Form von $CO_2$ ausgeatmet werden können. Diese Säuren ergeben sich meistens über den Eiweiß- und Nukleinsäurestoffwechsel. Zu nennen sind hier vor allem die Schwefelsäure ($H_2SO_4$) sowie die Salzsäure (HCI).

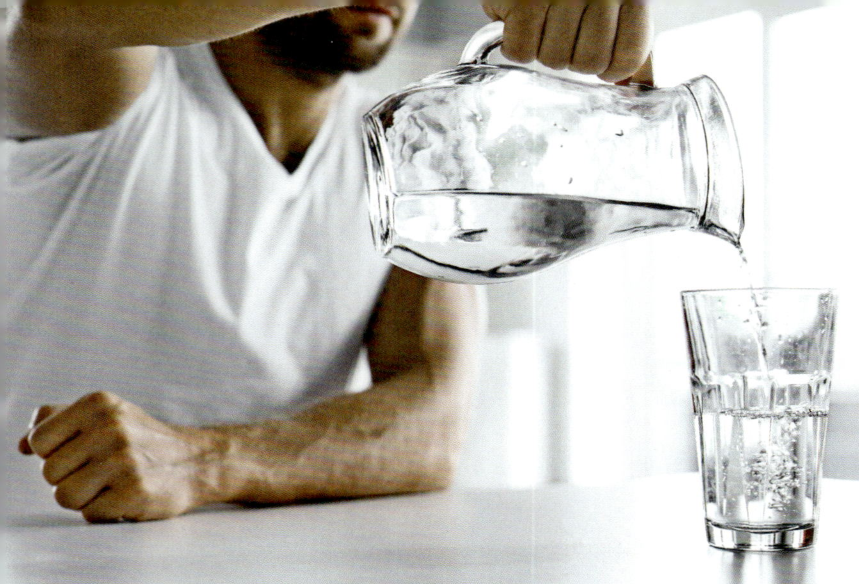

Trinken Sie täglich 1,5–2 Liter Wasser.
So können die Nieren ihre Filterarbeit leisten.

Die Nieren kontrollieren den Säure-Basen-Haushalt durch drei Mechanismen: Regulation der Bicarbonat-Ausscheidung, Ausscheidung von Protonen und Ammoniak und Neubildung von Bicarbonat.

Die Nieren fungieren als Filterstation für das Blut und produzieren zur Ausscheidung vorgesehene Flüssigkeit, den Primärharn. Während des intensiven Filterungsprozesses des Primärharns werden einige darin enthaltene Substanzen wieder in das Blut abgegeben. Die verbliebenen Substanzen werden schließlich über den Urin ausgeschieden. Im Primärharn befinden sich gelöste Säuren und Bicarbonat (Basen). Wenn der Körper übersäuert ist, wird vermehrt Bicarbonat rückresorbiert, und mehr Säuren werden ausgeschieden.

Allerdings können die Säuren nicht in freier Form ausgeleitet werden, da sie so die Harnwege sowie sensible Nierenzellen schädigen würden. Deshalb werden die Säuren zunächst gebunden; dies geschieht mithilfe von Ammoniak ($NH_3$) aus den Nierenzellen. Indem ein Proton aufgenommen wird, wird das Ammoniak gebunden und als Ammoniumion ($NH_4$) über die Harnwege ausgeschieden.

Die Nieren können Bicarbonat nicht nur rückresorbieren, sondern sie können auch mithilfe der Tubuluszellen aus Kohlenstoffdioxid und Wasser neues Bicarbonat bilden. Auf diese Weise ersetzen sie Verluste, die bei der Pufferung nichtflüchtiger Säuren auftreten.

## Säureausgleich über die Leber

Die Leber nimmt eine wichtige Rolle bei der Regulation des Säure-Basen-Haushalts ein, da sie Bicarbonat je nach Bedarf verbrauchen oder einsparen kann. Herrscht ein Gleichgewicht vor, werden ein Molekül Bicarbonat und zwei Moleküle Ammoniak zu neutralem Harnstoff verbunden.

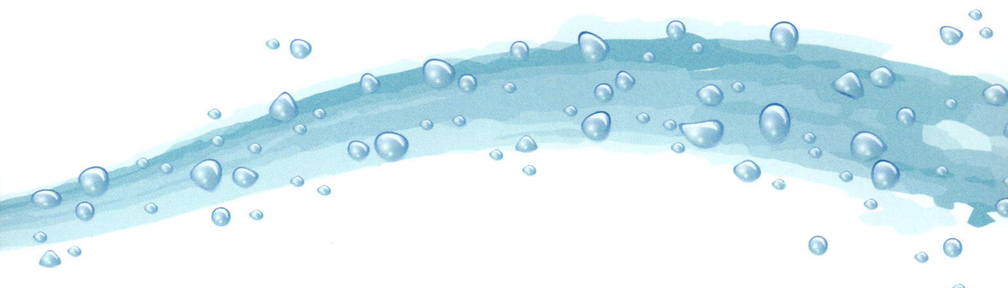

Besteht jedoch ein Säureüberschuss, modifiziert die Leber ihr Entgiftungssystem: Ammoniak wird mit Ketosäure gekoppelt, über das Blut zur Niere befördert, dort abgespalten und schließlich wieder als Ammoniak ausgeschieden. So kann basisches Bicarbonat aufgespart werden.

Darüber hinaus entfalten die mit basischen Mineralstoffen aufgenommenen Salze erst nach ihrer Verstoffwechselung in der Leber eine basische Wirkung.

### Entgiftung in der Leber

Stündlich neutralisiert die Leber ebenso viele Protonen wie die Nieren an einem ganzen Tag, nämlich 10 000 – 24 000 Millimol (mmol) Protonen.

## Säureausgleich über die Knochen

Der pH-Wert im Blut kann auch über die Knochen stabilisiert werden, da deren Oberfläche basisches Bicarbonat enthält. Um die Säurebelastung zu senken, werden basische Mineralstoffe, die wichtig für die Stabilität der Knochen sind – wie Phosphat, Magnesium oder Calcium –, aus den Knochen freigesetzt. Hält dieser Zustand länger an, beeinträchtigt dies das physiologische Gleichgewicht, und es wird vermehrt Knochensubstanz abgebaut.

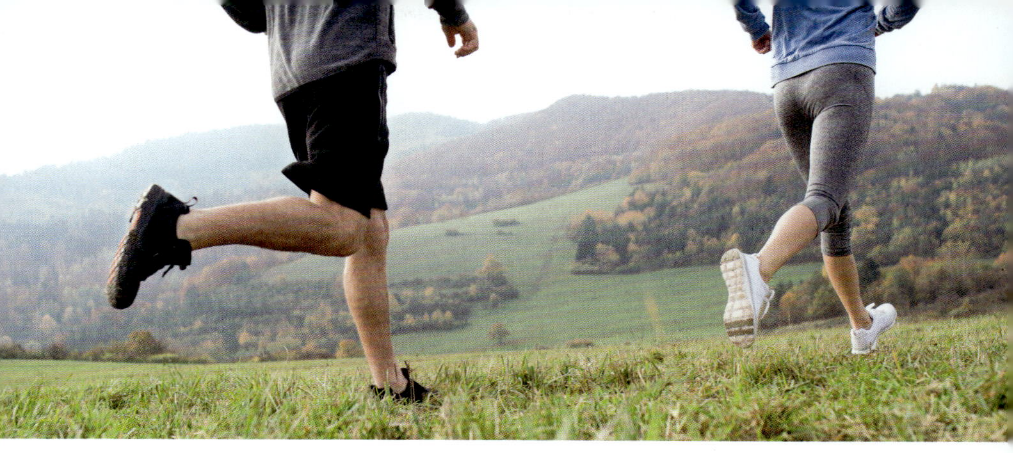

### Fit durch Bewegung

Regelmäßige sportliche Betätigung hält die Knochen stabil. Gehen Sie auch an die Sonne und fördern Sie damit die körpereigene Vitamin-D-Produktion. Aber auch gesunde Ernährung schützt vor Knochenabbau.

## Säureausgleich über das Bindegewebe

Ebenso kann das Bindegewebe vorübergehend für eine gesunde Säure-Basen-Bilanz sorgen, da es überschüssige Säure einlagert, die von den Nieren aus Kapazitätsgründen nicht ausgeschieden werden kann. Allerdings büßt es dabei seine Fähigkeit etwas ein, Wasser zu binden. Bei einer chronischen Säureüberladung verliert das Bindegewebe deshalb an Elastizität, und der Körper wird anfälliger für Verletzungen.

## Säureausgleich über die Haut

Der unsere Haut umgebende Säureschutzmantel hat die Aufgabe, Krankheitserreger abzuwehren. Darüber hinaus kann die Haut neben unterschiedlichen Stoffwechselprodukten auch Säuren ausscheiden. Dies geschieht besonders beim Duschen, Saunieren oder Baden, da hier der Säureschutzmantel geschwächt ist.

## Die Aufgabe des Magens

Im Magen werden Säureionen von den sogenannten Belegzellen produziert. Als Salzsäure werden sie in das Mageninnere abgegeben. Säure spielt eine bedeutende Rolle bei der Verdauung, deshalb ist das Milieu im Magen sehr sauer (pH-Wert: 1,2 bis 3). Im Zuge der Magensäurebildung ergeben sich basische Spaltprodukte (Hydrogencarbonat), die teilweise über das Blut in die Leber oder die Bauchspeicheldrüse (Pankreas) gelangen.

Hier sind Basen wichtig für die Produktion der alkalischen Sekrete: Pankreassäfte und Galle. Die restlichen Basen werden Teil des Blutpuffersystems und verbleiben im Blut oder werden von der Muskulatur aufgenommen.

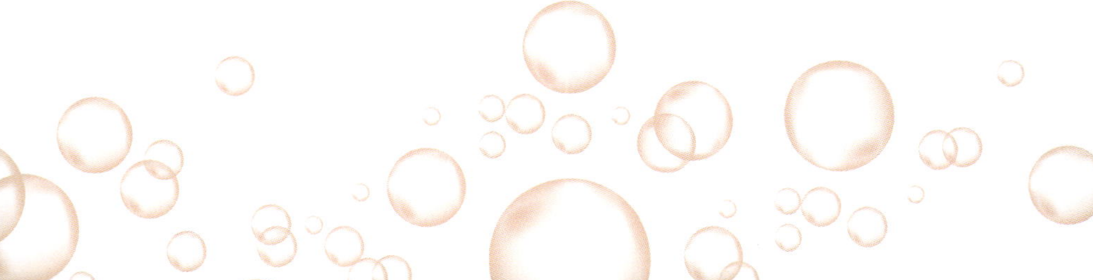

## Übersäuerungszustände

Übersäuerung ist nicht gleich Übersäuerung. Es gibt unterschiedliche Schweregrade, die in die folgenden Übersäuerungszustände eingeteilt werden: Idealzustand, unterschwellige Übersäuerung, chronische Übersäuerung und akute Übersäuerung.

→ Im **Idealzustand** befindet sich der Säure-Basen-Haushalt in Balance. Die Puffersysteme Leber, Lunge, Darm, Nieren, Haut und Knochen sind nicht überlastet und können eine kurzfristige Übersäuerung kompensieren.

→ Von einer **unterschwelligen Übersäuerung** spricht man, wenn die Säure-Basen-Bilanz gestört ist. In diesem Fall sind die Puffersysteme aktiv und versuchen, das Gleichgewicht wieder herzustellen und die Säure zu neutralisieren.
Um Basen freizusetzen, wird Knochensubstanz mobilisiert, und in der Muskulatur wird Säure abgelagert. In der Folge kommt es häufig zu Schmerzzuständen.

→ Auf Basis einer Jahre andauernden unterschwelligen Übersäuerung entwickelt sich die **chronisch-unterschwellige Übersäuerung** oder die **chronisch-metabolische Azidose.** Grund hierfür ist die andauernde Überbelastung der Puffersysteme, die zur allmählichen Erschöpfung der regulierenden Mechanismen führt. Der pH-Wert muss dann langfristig wieder in Balance gebracht werden.

→ Bei einer **akuten Übersäuerung** ist der Säure-Basen-Haushalt entgleist und bedarf einer medizinischen Behandlung. Das Potenzial der körpereigenen Puffer ist erschöpft, und der Körper versucht, die überschüssigen Säuren über die Lunge loszuwerden. Dieses Stadium zeichnet sich durch anhaltendes vertieftes Ein- und Ausatmen aus – ein echter Notfall!

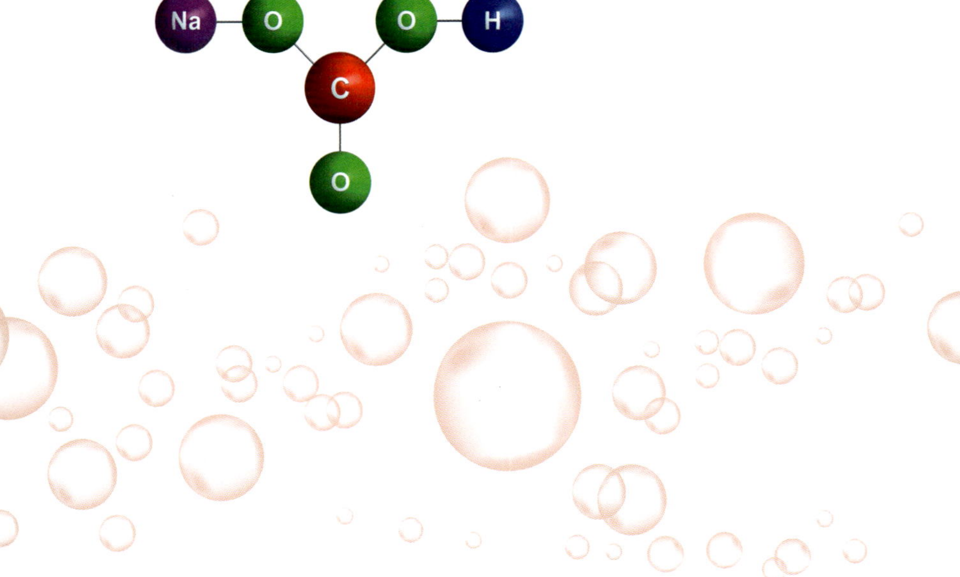

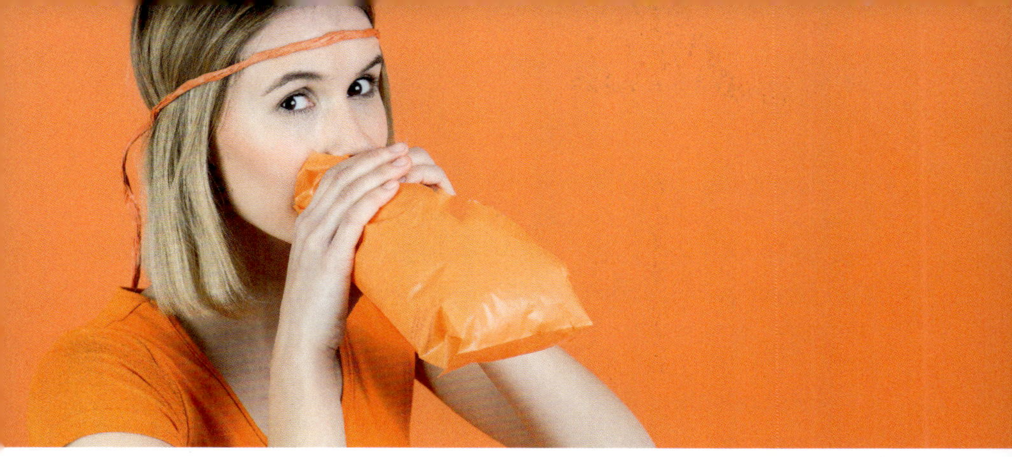

## Alkalose

Die Alkalose ist das Gegenteil von Übersäuerung. Sie liegt dann vor, wenn die Stoffwechsellage überwiegend basisch ist. In einem solchen Fall liegt der pH-Wert des Blutes über 7,5. Ursachen können respiratorischer (atembedingter) oder metabolischer (stoffwechselbedingter) Natur sein.

### → Respiratorische Alkalose

Bei Schnellatmung (Hyperventilation) wird durch die erhöhte Atemfrequenz mehr Kohlendioxid abgeatmet. Dies führt zu einem übermäßigen Säureabbau, und schließlich liegt eine respiratorische Alkalose vor. Am häufigsten ist die Hyperventilation psychisch verursacht (Panikattacken). Aber auch starke Schmerzen, Aufenthalt in großen Höhen oder eine Lungenerkrankung – wie etwa eine Lungenembolie – können Hyperventilation verursachen. Betroffene haben Muskelzittern und -kribbeln sowie das subjektive Gefühl von Luftnot oder Brustenge. Auch Herzrasen tritt gelegentlich auf.

Bei der psychogenen Hyperventilation hilft das Rückatmen in eine Tüte, da auf diese Weise das abgeatmete Kohlendioxid mit dem nächsten Atemzug direkt wieder eingeatmet wird. Beruhigen Sie den Hyperventilierenden und versuchen Sie seine Angstgefühle zu mindern. Verständigen Sie im Zweifel sofort einen Arzt.

### → Metabolische Alkalose

Schweres oder häufiges Erbrechen führt zu Verlusten von Magensäure. Das Ergebnis ist eine metabolische Alkalose. Die Balance muss hier durch eine Infusionsbehandlung wiederhergestellt werden. Ein stationärer Aufenthalt ist ratsam.

Auch eine gestörte Nierenfunktion kann zur metabolischen Alkalose führen. Diese wird beispielsweise durch eine Überdosierung von Diuretika (Entwässerungsmitteln) ausgelöst.

Häufig tritt bei einer metabolischen Alkalose eine sehr flache und langsame Atmung auf. Der Körper versucht so, möglichst viel Kohlendioxid im Körper zu behalten. Auch Muskelzittern und/oder Herzrhythmusstörungen kommen vor.

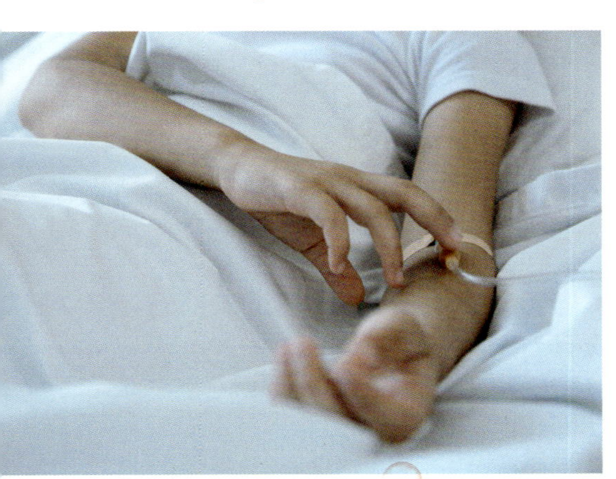

## Der Säure-Basen-Status

Der Säuregehalt Ihres Körpers kann mittels verschiedener Methoden festgestellt werden: durch aufwendige klinisch-chemische Laboruntersuchungen oder aber durch einen einfachen Selbsttest mit pH-Indikator-Urin-Teststreifen.

→ **Labortest:** Im Labor ist es möglich, das Pufferpotenzial der Gewebsflüssigkeiten zu bestimmen sowie den pH-Wert im Blut zu messen. Da diese Messungen sehr zeitintensiv sind, werden sie nur bei schwer gestörter Säure-Basen-Balance durchgeführt.

→ **Selbsttest:** Selbsttests sind eine gute Möglichkeit, um den pH-Status selbst und kostengünstig zu prüfen. Man kann solche Tests online im Internet oder über Apotheken beziehen. Da die Werte nicht konstant sind, sondern je nach Tageszeit, Ernährung, Bewegung sowie seelischem Zustand variieren können, empfiehlt es sich, den Test mehrmals an verschiedenen aufeinanderfolgenden Tagen und zu unterschiedlichen Tageszeiten durchzuführen. Hierfür wird der Mittelstrahl des Urins in einem geeigneten Gefäß aufgefangen und der Teststreifen schließlich darin eingetaucht. Der Streifen verfügt über verschiedene Felder, die auf die Basen beziehungsweise

Säuren reagieren. Anschließend verfärbt sich das entsprechende Feld mehr oder weniger stark.

Am Morgen ist ein Überschuss an Säure nicht ungewöhnlich, da die Leber zwischen 1:00 Uhr und 3:00 Uhr nachts besonders aktiv ist. Lassen Sie sich dadurch also nicht aus der Ruhe bringen.

Wenn die Messungen einen Kurvenverlauf ergeben, ist das also ein gutes Zeichen, da sie zeigen, dass der Körper den Säure-Basen-Haushalt natürlich reguliert. Ist das Ergebnis hingegen durchgehend basisch, könnte eine massive Störung vorliegen.

## pH-Werte im Urin

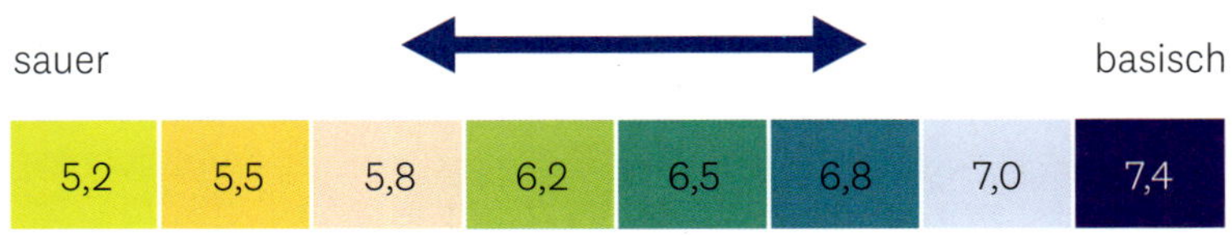


Gesunde pH-Werte:
morgens: zwischen pH 6,2 und 6,8; abends: zwischen pH 6,8 und 7,4.
Wichtig: Suchen Sie unbedingt einen Arzt auf, wenn die Messungen (im Urin) verdächtige Werte zeigen!

## Zeigen Sie Übersäuerungssymptome?

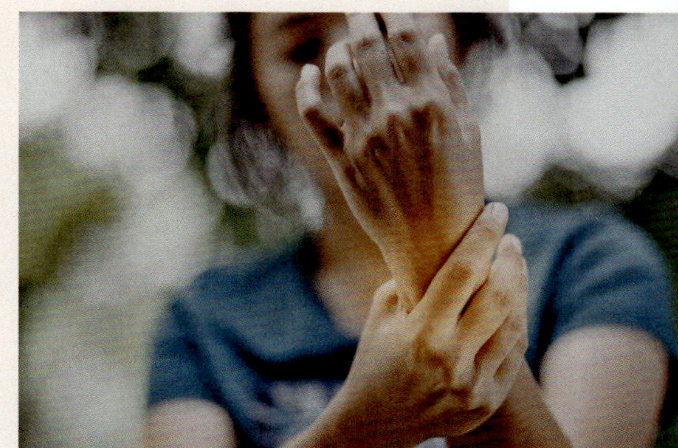

- Haben Sie häufig Schmerzen im Bereich der Wirbelsäule oder in den Gelenken?
- Quälen Sie Schlafstörungen?
- Fällt es Ihnen häufig schwer, sich zu konzentrieren, oder sind Sie schnell erschöpft?

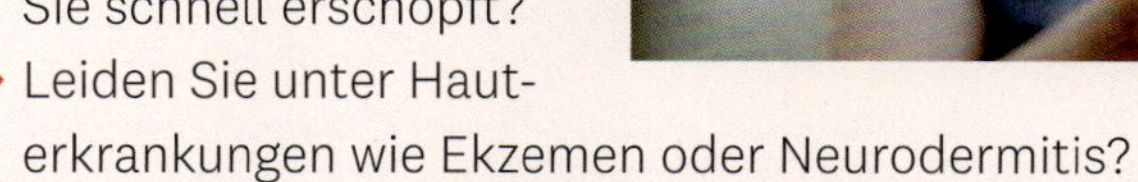

- Leiden Sie unter Hauterkrankungen wie Ekzemen oder Neurodermitis?
- Sind Sie häufig gereizt und fahren Sie bei den kleinsten Anlässen sofort aus der Haut?
- Haben Sie oft Muskelverspannungen oder -verkrampfungen?
- Leiden Sie unter Verdauungsbeschwerden wie Verstopfung, Durchfall oder Blähungen?
- Müssen Sie oft aufstoßen oder haben Sie häufig Sodbrennen?
- Sind Sie anfällig für Sonnenbrand?

Wenn Sie auch nur eine Frage mit »Ja« beantwortet haben, weist dies darauf hin, dass Ihr Körper zumindest temporär übersäuert ist.

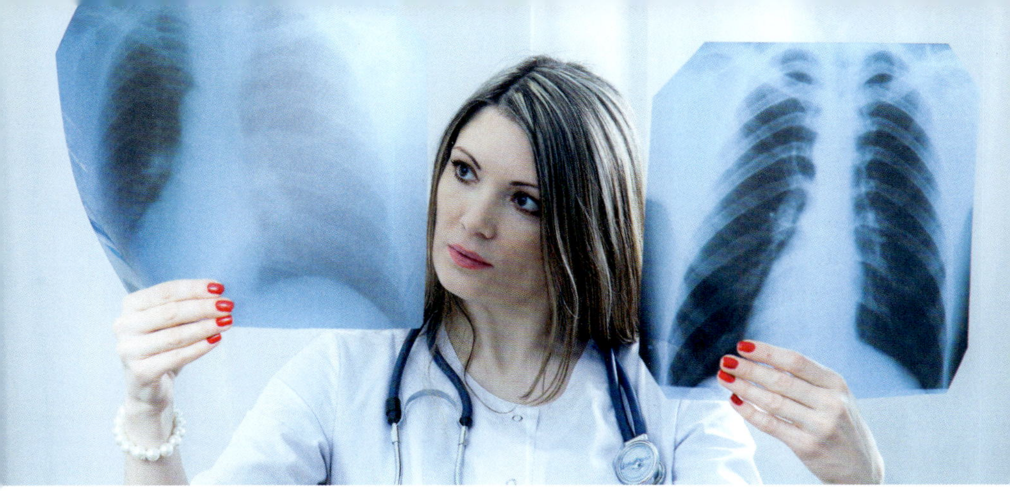

## A-Z: Erkrankungen/Zustände bei Übersäuerung

Schon geringe Schwankungen des Säure-Basen-Status können Symptome und Krankheiten nach sich ziehen. Vom Säureüberschuss unmittelbar betroffene Organe sind vor allem Magen, Darm, der Zwölffingerdarm mit seinen Drüsen, Bauchspeicheldrüse (Pankreas), Leber und Gallenblase. Darüber hinaus wirkt sich Übersäuerung auch auf die Blutfette aus und kann chronischen Kopfschmerz, schlechte Stimmung, Allergien, Ekzeme, Herzinfarkt und Konzentrationsstörungen auslösen oder begünstigen.

### Atemwege

Die Anfälligkeit für Atemwegserkrankungen nimmt zu, wenn sich viel Säure im Körper befindet; Asthma bronchiale, Bronchitis, Fieber sowie Infektionen des Atemsystems können die Folge sein.

## → Asthma bronchiale

Die anfallartig auftretenden Kennzeichen für Bronchialasthma sind Kurzatmigkeit, Hustenanfälle, ein pfeifendes Atemgeräusch, rasches Atemholen und erschwertes Ausatmen sowie Atemnot. Asthma kann allergisch bedingt sein, aber auch unabhängig von Allergien vorkommen.

Bei beiden Formen ist Säure von Bedeutung. So setzt sie das Gewebshormon Histamin frei, was bei allergischem Asthma zur Verkrampfung der Bronchien führt. Handelt es sich um eine nicht allergische Form von Asthma, löst die Übersäuerung selbst den Anfall aus, da die Säurebelastung Muskelverkrampfungen verursacht.

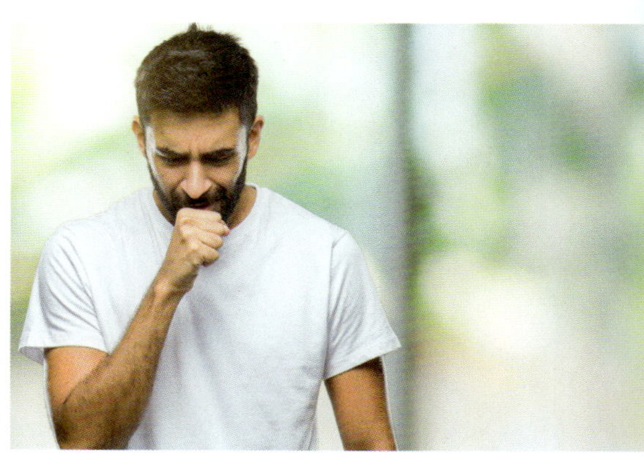

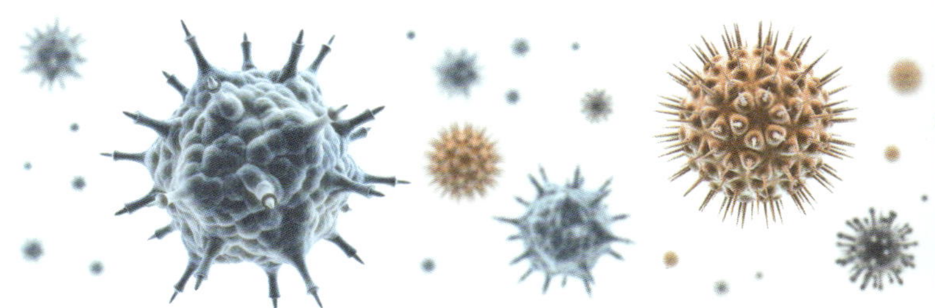

### → Bronchitis

Da durch Säurebelastung die Infektionsanfälligkeit ansteigt, kommt es häufig zu Infektionskrankheiten der Lunge wie beispielsweise einer akuten oder chronischen Bronchitis. Dies gilt vor allem für Raucher, da die Inhalation von Zigarettenrauch die Bildung von basischem Natriumcarbonat in den Belegzellen des Magens hemmt.

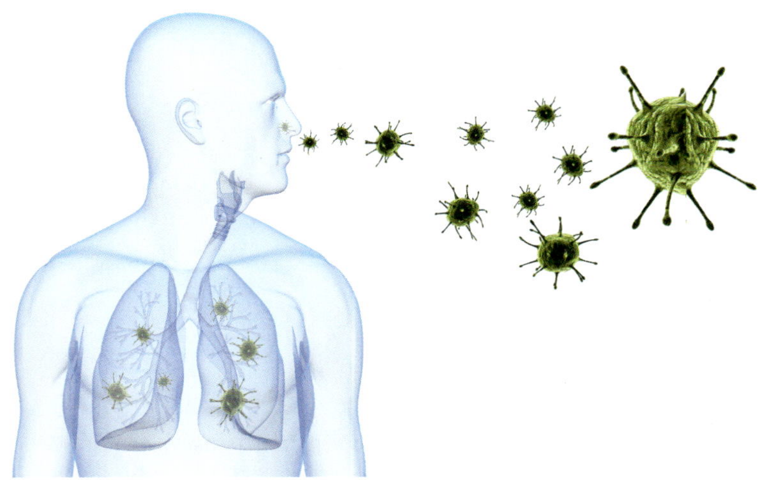

### → Fieber

Fieber als Begleiterscheinung bei Infektionskrankheiten ist sogar wichtig, da es die Produktion von Abwehrsubstanzen im Blut fördert und den Körper dabei unterstützt, Krankheitserreger zu bekämpfen. Fieber, das unabhängig von Infektionskrankheiten auf-

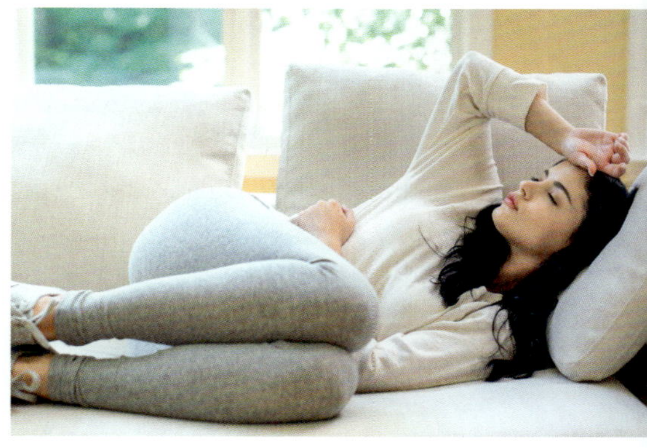

tritt, kann die Reaktion des vegetativen Nervensystems auf einen Säurereiz im Organismus sein. Erhöhte Körpertemperatur strapaziert den Körper auf Dauer, selbst wenn sie nur gering ausgeprägt ist. Darüber hinaus kann eine erhöhte Körpertemperatur auch die Folge von psychischer Belastung (zum Beispiel Stress, Trauer) sein oder durch abnorme Produktion von Schadstoffen durch Gewebezerfall hervorgerufen werden. Diese Ursachen werden mit einem Säureüberschuss im Körper in Verbindung gebracht.

### → Infektionsanfälligkeit

Milchsäure findet sich nicht nur in Nahrungsmitteln wie Käse oder Sauerkraut, sondern kann auch im Körper selbst durch die Verstoffwechselung von Kohlenhydraten in allen Körperzellen entstehen. Wenn die jeweilige Zelle die Säure absondern kann, ist sie weniger anfällig für Krankheitserreger. Bei einem bereits übersäuerten Körper gestaltet sich dies schwierig, und häufig verbleibt die Milchsäure in der Zelle – in einem solchen Fall spricht man von einer zellulären Azidose. Dann können Viren leichter in die Zelle eindringen und sich dort vermehren.

## Leber

Die Leber spielt bei der Regulierung des Säure-Basen-Haushalts eine wichtige Rolle. Herrscht ein lang anhaltender Säureüberschuss vor, kann dies die Leber schädigen.

### → Gallensteine

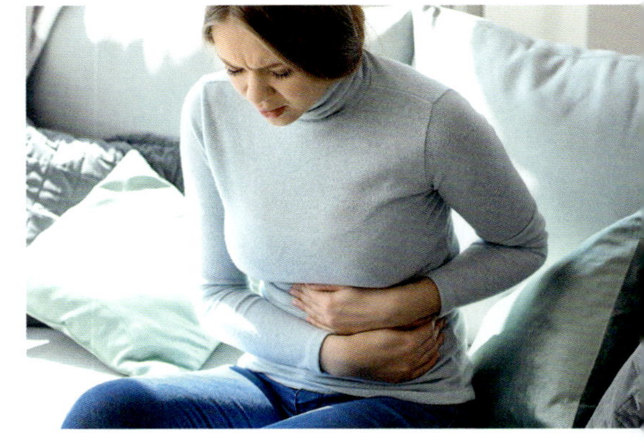

Übersäuerung beeinträchtigt den Regelkreis der Leber. Sie bildet täglich etwa einen Liter Gallenflüssigkeit, die für die Verdauung von Fett im Nahrungsbrei nötig ist. Die Galle ist auf Basen angewiesen, die im Magen produziert werden. Wenn diese nicht ausreichend vorhanden sind, verfestigt sich das in der Galle gelöste Cholesterin und verbindet sich mit anderen Stoffen zu Gallensteinen. Mit einer Umstellung auf basische Kost kann man der Bildung von Gallensteinen entgegenwirken.

### → Leberschwäche

Für die Produktion der Gallenflüssigkeit benötigt die Leber reichlich Basen. Ist der Körper übersäuert, herrscht ein Basenmangel vor.

Deshalb kommt es bei saurer Stoffwechsellage leicht zu einer Überlastung des Organs. In der Folge können verschiedene Lebererkrankungen und zahlreiche unterschiedliche Beschwerden entstehen.

## Herz und Nieren

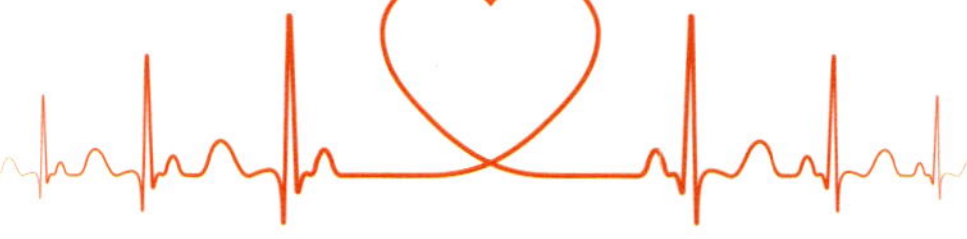

Übersäuerung belastet das Herz, denn sie macht das Blut dickflüssiger, und es kann so zur Verstopfung von Blutgefäßen kommen. Bluthochdruck, Durchblutungsstörungen und Herzinfarkt drohen. Durch Überbeanspruchung der Nieren bei saurer Stoffwechsellage kommt es häufig zu Nierenerkrankungen oder auch zu Nierensteinen.

### → Bluthochdruck

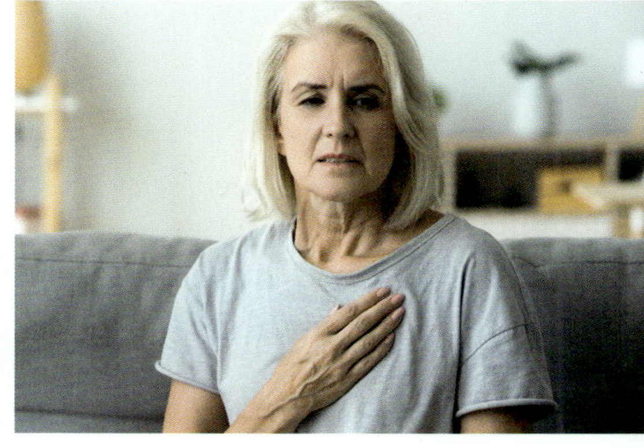

Bluthochdruck (Hypertonie) ist ein Risikofaktor für Schlaganfall und Herzinfarkt. Er wird unter anderem durch Übersäuerung gefördert. Bei Säurespitzenbelastung kann es zur »Starre« und zur Vergrößerung der roten Blutkörperchen kommen, die dann mit erhöhtem Druck durch feine Kapillaren transportiert werden müssen. Eine Entsäuerungskur hilft dabei, den Blutdruck zu normalisieren.

## → Diabetes

Diabetes kann eine lebensbedrohliche saure Stoffwechsellage erzeugen. Bei Typ-1-Diabetes ist die Bauchspeicheldrüse überbelastet und in ihrer Funktion beeinträchtigt. Dadurch wird die Bildung des Hormons Insulin massiv gedrosselt. Etwa 95 Prozent der Diabetiker leiden unter Typ-2-Diabetes. Die Neigung zu Diabetes vom Typ 2 ist genetisch bedingt. Übergewicht sowie Bewegungsmangel begünstigen die Erkrankung. Der erhöhte Blutzuckerspiegel wird hier durch eine Insulinresistenz der Körperzellen verursacht. Der im Blut befindliche Zucker erreicht die Zellen damit nicht mehr, und es kommt langfristig zu Schädigungen von Blutgefäßen und Nerven. Diabetes kann die Nieren schädigen und damit die Ausscheidung von Säuren beeinträchtigen. Auch führt der durch Insulinmangel begünstigte erhöhte Fettabbau in der Leber bei Diabetikern zur Produktion von Ketosäuren, was wiederum die Säurebelastung steigert. Da Diabetiker ein erhöhtes Risiko für Arteriosklerose und entzündliche Prozesse aufweisen, kann eine Basentherapie Abhilfe schaffen und die Fortentwicklung einer diabetischen Nierenerkrankung verlangsamen.

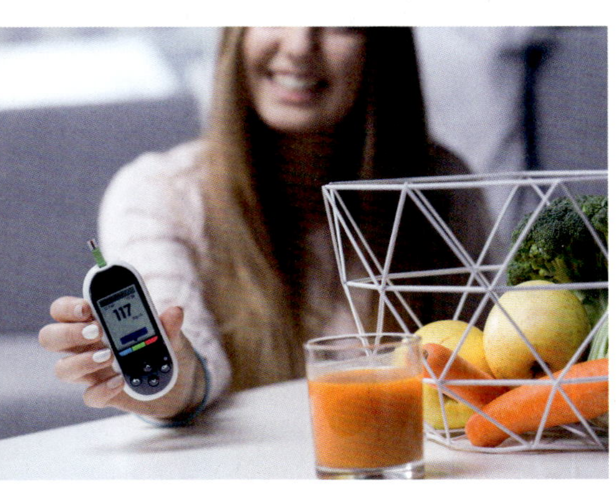

## Symptome der diabetischen Ketoazidose

- Azetongeruch
- Bauchschmerzen
- Bewusstlosigkeit
- Bewusstseinstrübung
- Krämpfe
- Müdigkeit
- Reaktionsschwäche
- Schnelle Atmung
- Schweißausbrüche
- Schwindelanfälle
- Übelkeit und Erbrechen

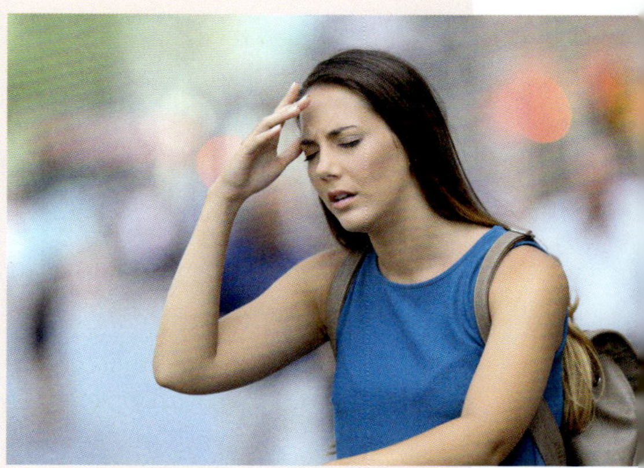

### Durchblutungsstörungen

Durch die Säureflut erstarren die roten Blutkörperchen und sind weniger fließfähig, weshalb sie Kapillaren nicht mehr so leicht passieren können. Häufig verstopfen dann die Blutgefäße. Die Folge sind Durchblutungsstörungen, die wiederum andere Beschwerden und Krankheiten wie Thrombosen oder gar Herzinfarkt auslösen können.

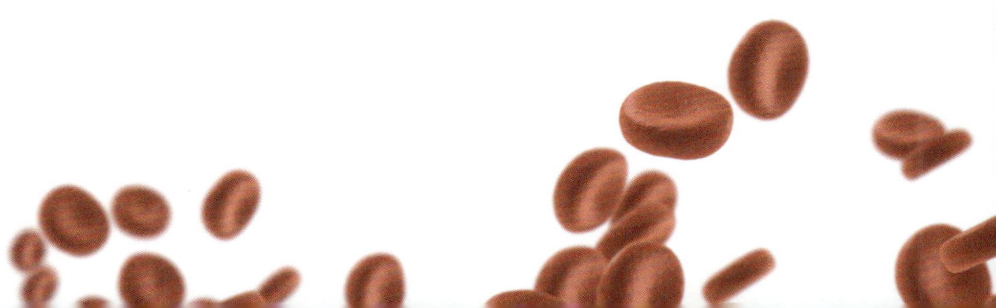

### → Herzinfarkt

Ein Herzinfarkt kann die Folge der jahrelangen Übersäuerung des Körpers sein. Der Konsum von Genussgiften (Nikotin, Alkohol), Übergewicht, Bewegungsmangel, falsche Ernährung, psychische Belastungen, chronischer Stress und hoher Blutdruck erhöhen das Herzinfarktrisiko.

### → Nierenerkrankungen

Die Nieren spielen eine wichtige Rolle bei der Regulierung des Säure-Basen-Haushalts. Pausenlos sind sie damit beschäftigt, Säuren und Gifte aus unserem Körper auszuscheiden. Bei anhaltender Übersäuerung sind die Nieren überlastet, und es kann zu schweren Nierenerkrankungen bis hin zum Nierenversagen kommen. Vorbeugend empfehlen sich eine Entsäuerung sowie eine ausreichende Flüssigkeitsaufnahme (mindestens 1,5–2 Liter täglich).

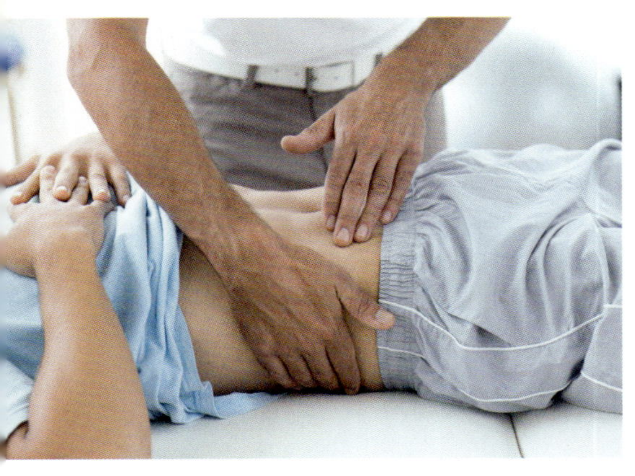

Für die Ausscheidung von Säuren über die Nieren ist zudem das Enzym Carboanhydrase wichtig. Sind die Nieren überfordert, herrscht häufig ein Mangel dieses Enzyms vor. Da zur Carboanhydrase-Bildung Zink benötigt wird, empfiehlt es sich, gelegentlich zinkhaltige Nahrungsmittel wie Kartoffeln, Bananen oder Vollkornbrot zu essen.

### → Nieren- und Blasensteine

Die Bildung von Nieren- und Blasensteinen wird durch Bewegungsmangel, zu geringe Trinkmengen sowie durch falsche Ernährung begünstigt. Bestehen zudem eine Übersäuerung sowie ein Magnesiummangel und sind die Harnsäurewerte erhöht, steigt die Gefahr, an Nieren- oder Blasensteinen zu erkranken. In der Regel sind steinbildende Substanzen wie Ammoniumurat, Natriumurat oder Harnsäure in Körperflüssigkeiten gelöst. Zur Kristallbildung dieser Stoffe kommt es, wenn sie in erhöhter Konzentration vorliegen und wenn der Harn stets einen sauren pH-Wert zwischen pH 7 und pH 4,5 aufweist. Neben Entsäuerung und allgemein einer regelmäßigen Zufuhr von Basen sollten Sie auf eine ausreichende Magnesiumzufuhr achten.

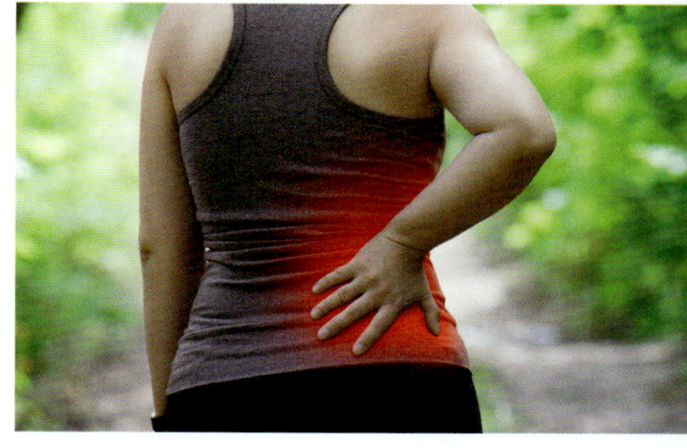

## Bewegungsapparat

Eine saure Stoffwechsellage stellt eine erhebliche Belastung für den Körper dar und führt zur Entstehung verschiedenster Krankheiten und Beschwerden am Bewegungsapparat – beispielsweise Arthritis, Arthrose, Bandscheibenbeschwerden, Gicht, Osteoporose, Rückenschmerzen, Polyarthritis oder Weichteilrheuma.

### → Arthritis

Sofern eine Arthritis nicht durch Verletzungen oder Virusinfektionen ausgelöst wurde, wird die Gelenkentzündung häufig durch einen gestörten Säure-Basen-Haushalt begünstigt. Zur rheumatischen Arthritis kommt es meist, wenn der Organismus nicht mehr auf neutralisierende Basen zurückgreifen kann und im Bindegewebe keine Säuren mehr deponiert werden können. In diesem Fall sammeln sich Schlackenstoffe in Gelenken oder im Gewebe von Sehnen an.

### → Arthrose

Unter Arthrose versteht man eine degenerative Gelenkerkrankung, die primär nicht entzündlich ist. Sie ist häufig das Ergebnis langjähriger Fehlbelastung. Die Knorpel- und Knochenstrukturen verändern sich, und im fortgeschrittenen Stadium treten verschie-

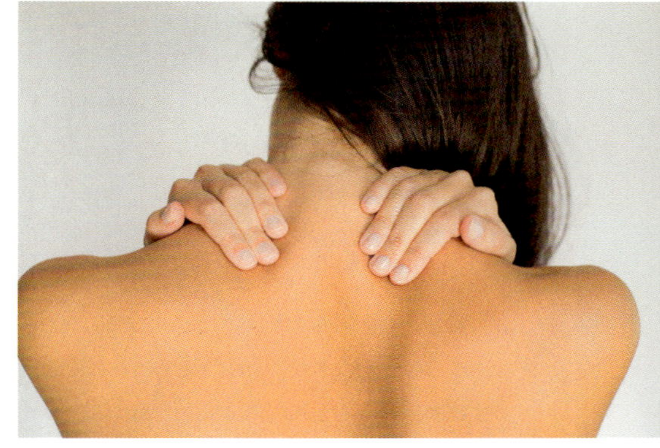

dene Symptome durch den Knorpelabrieb auf. Das gereizte Gelenk ist häufig geschwollen, mit Flüssigkeit gefüllt und kann sich verformen. Säureüberschuss kann chronische Gelenkerkrankungen verschlimmern, da die Säure die Gelenkschmiere verändert (Synovia). Die Gelenkschmiere versorgt zusätzlich die Knorpel mit Nährstoffen. Somit kann Säure auch das Mineralstoffangebot für Knorpel und Knochen beeinträchtigen. Entsäuerung beseitigt die Erkrankung nicht, hemmt aber ihr Fortschreiten deutlich.

### → Bandscheibenbeschwerden

Um Säureüberschuss zu neutralisieren, bedient sich der Körper am basischen Calcium der Knochen. Hält dieser Zustand lange an, werden die Bandscheiben zunehmend »ausgedünnt« und können ihre Funktion immer schlechter erfüllen. Eine unterstützende Therapiemaßnahme ist die Entsäuerung mit gleichzeitiger Remineralisierung. Darüber hinaus ist die Zufuhr von kollagenaufbauenden Nährstoffen sinnvoll – zum Beispiel reichlich Vitamin C.

### → Gicht

Bei dieser Stoffwechselkrankheit produziert der Körper infolge von Fehlernährung zu viel Harnsäure, die sich in Form von Kristallen in den Gelenken ablagert. Diese Ablagerung von Harnsäurekristallen verursacht äußerst schmerzhafte Gelenkbeschwerden, und es entstehen Gichtknoten.

### → Osteoporose

Das Säure-Basen-Gleichgewicht und der Mineralstoffwechsel stehen in einem wechselseitigen Verhältnis zueinander. Liegt eine latente Azidose vor, wird dem Knochen Calcium entzogen. Langfristig führt das zu brüchigen Knochen. Eine calciumreiche Ernährung sowie eine Entsäuerung sind hilfreiche zusätzliche Maßnahmen, um Osteoporose vorzubeugen.

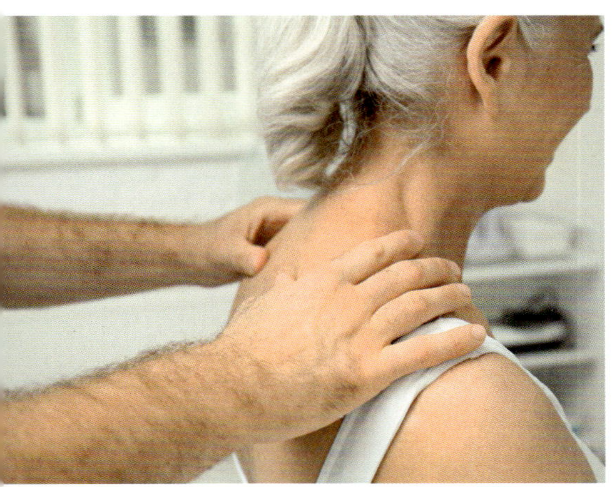

### → Rheumaerkrankungen

Zu den rheumatischen Erkrankungen gehören unter anderem die nichtentzündliche Arthrose, der entzündliche Gelenkrheumatismus (Polyarthritis) sowie Weichteilrheuma. Über die Ursache von rheumatischen Erkrankungen ist man sich nicht im Klaren. Allerdings geht man davon aus, dass

Rheuma unter anderem durch Übersäuerung begünstigt werden kann. Die in den Gelenken und im Gewebe eingelagerten Säuren lösen dabei Bewegungsschmerz und Entzündungen aus. Wichtige Therapieschritte sind die konsequente Entsäuerung sowie die Umstellung auf basische Ernährung und eine Remineralisierung des Körpers.

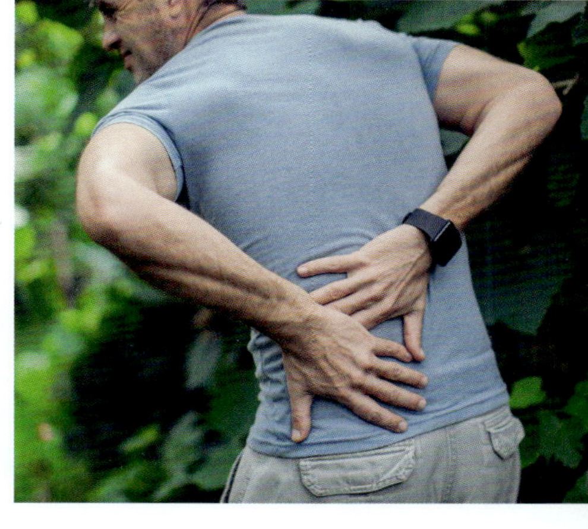

### → Rückenschmerzen

Rückenschmerzen sind in der Regel auf Muskelverspannungen zurückzuführen. Ist der Körper übersäuert, werden die Muskeln hart und verkrampfen. Wenn das passiert, kann es sein, dass dabei Rückennerven eingeklemmt werden. In der Folge kommt es zu Schmerzen. Durch Einnahme basischer Stoffe wie beispielsweise Natron können solche Verspannungen sehr schnell gelöst werden.

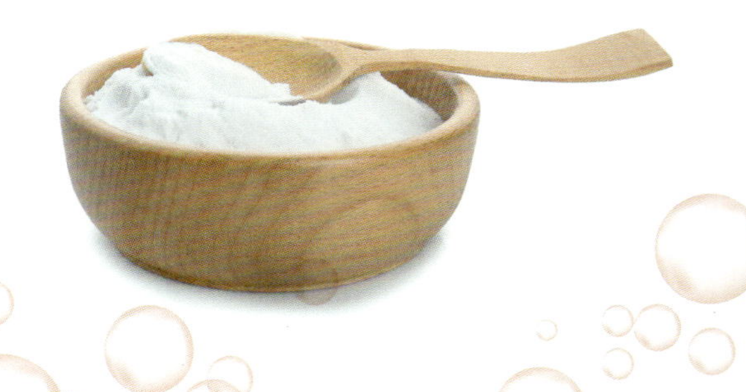

### → Polyarthritis

Der Körper lagert überschüssige Säuren erst im Bindegewebe und schließlich auch in Muskeln, Gelenken und Knorpelgewebe ab. Damit Säure in den Gelenken deponiert werden kann, muss sie zunächst in Salze umgewandelt werden. Solche Salze sollen jedoch Entzündungen innerhalb der Polyarthritis begünstigen.

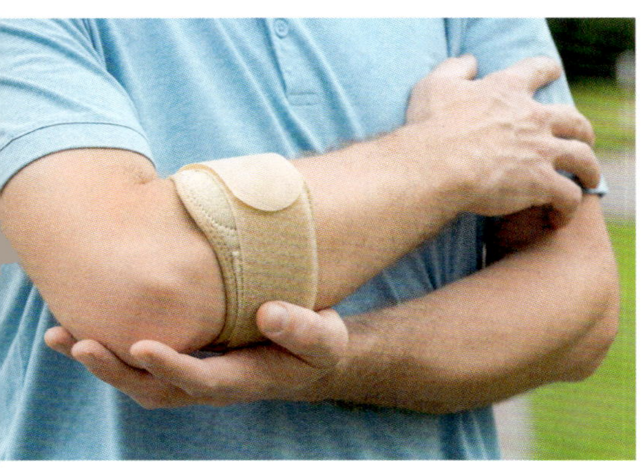

### → Weichteilrheuma

Unter Weichteilrheuma versteht man chronische, nichtentzündliche Beschwerden in den weichen (nichtknöchernen) Strukturen des Bewegungsapparats. Ist das Bindegewebe von Abfallstoffen überflutet, werden Säuren vor allem in Sehnen, Sehnenansätzen, Sehnenscheiden, Schleimbeuteln, Muskeln, Muskelansätzen, Nervenhüllen und in den Gelenken deponiert. In der Folge können sich unterschiedliche Schmerzzustände wie Tennisarm oder Hexenschuss ergeben.

## Verdauungssystem

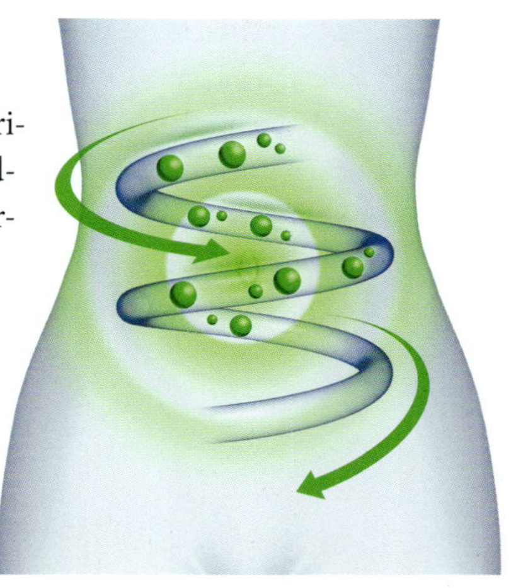

Ein übersäuerter Körper kann mit Gastritis, Magengeschwüren, Pilzbefall, Sodbrennen oder auch Verdauungsbeschwerden reagieren.

### → Gastritis

Bei einer Gastritis handelt es sich um eine entzündliche Erkrankung der Magenschleimhaut, für die verschiedene Ursachen in Frage kommen. Sie kann unter anderem auch die Folge einer übermäßigen Säurebildung der Belegzellen des Magens sein. Verursacht wird dies durch Basenmangel, der dazu führt, dass der saure Speisebrei im Zwölffingerdarm nicht mehr ausreichend verdaut wird. Schließlich attackiert überschüssige Säure die Magenschleimhaut, und es kommt zu Magenbeschwerden und Entzündungen.

### → Magengeschwür

Obwohl man lange davon ausging, dass ein Säureüberschuss im Magen sowie Stressfaktoren die Ursache für Magengeschwüre sind, konnte dies inzwischen widerlegt werden. Wenngleich Übersäuerung die Entwicklung von Magengeschwüren begünstigt, ist der wahrscheinliche Verursacher der Erkrankung häufig ein Bakterium *(Helicobacter pylori)*.

## → Pilze

Immer wieder leiden Menschen unter Infektionen durch Hefepilz, Schimmelpilz oder Dermatophyten. Sie vermehren sich rasch und schaden unserer Gesundheit auf unterschiedliche Art. Ein schlechter Gesundheitszustand, ein schwaches Immunsystem und Übersäuerung fördern Pilzbefall. Übersäuerte Patienten sind häufig von dem Pilz Candida albicans befallen, der sich vor allem im Darm oder in der Scheide ausbreitet. Im Extremfall können die Pilze auch andere Organe befallen.

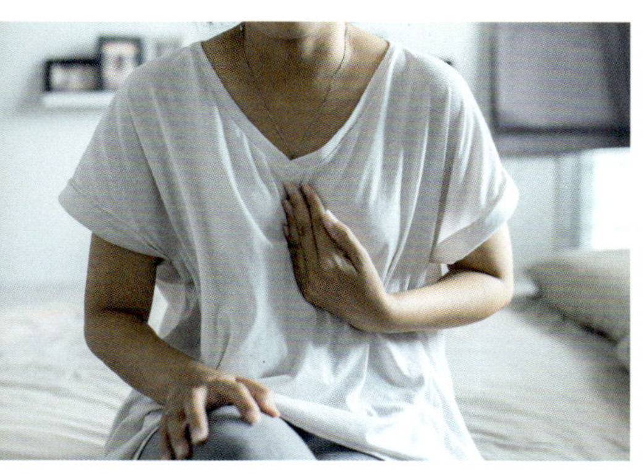

## → Sodbrennen

Magensäureüberschuss führt zu Sodbrennen und kann durch verschiedene Faktoren wie hastiges Essen, Stress, falsche Ernährung, chronische Übersäuerung oder auch durch nervös bedingte Koordinationsstörungen im Umfeld der Speiseröhre verursacht werden. Allerdings

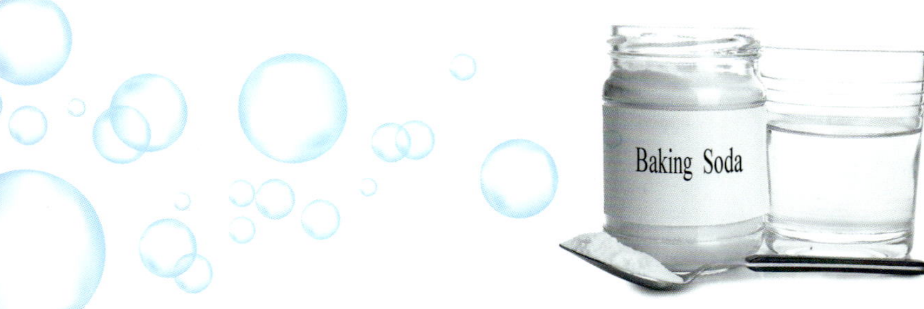

muss nicht immer ein Magensäureüberschuss der Grund für Sodbrennen sein. Ein chronischer Magensäuremangel weist nämlich ähnliche Symptome wie ein Magensäureüberschuss auf: Völlegefühl, Blähungen und Aufstoßen mit oder ohne Sodbrennen. Langfristig kann Magensäuremangel beispielsweise zu Allergien, Anfälligkeit für Erkrankungen durch Bakterien, Pilze und Parasiten, Mineralstoff- und Spurenelementemangel, Untergewicht sowie zu chronischen Verdauungsstörungen führen.

### → Verdauungsbeschwerden

Verdauungsbeschwerden werden meistens auf die unvollständige Verdauung des Speisebreis zurückgeführt. Sind die Basendepots des Körpers aufgrund von Übersäuerung erschöpft, gelangt nur teilweise verdaute Nahrung in den Darm. Dies führt zu Verdauungsproblemen, da der unverdaute Speisebrei die Arbeit des Darms stört.

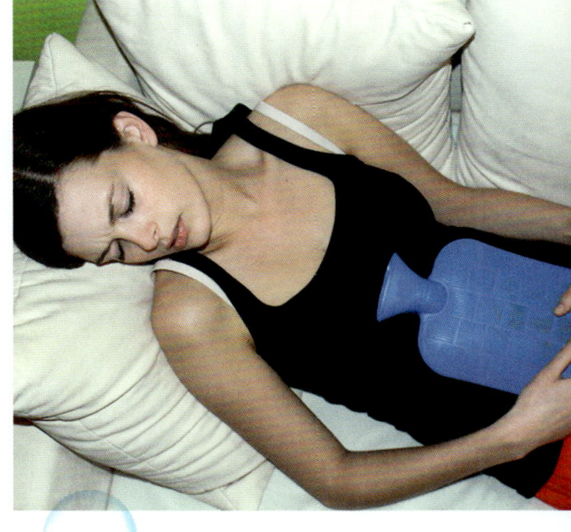

## Haut

Von Säureüberschuss ist häufig auch die Haut betroffen. Cellulite, Ekzeme, Neurodermitis sowie eine überempfindliche Haut sind allesamt Anzeichen einer Übersäuerung.

### → Cellulite

Cellulite (Orangenhaut) kann unterschiedliche Ursachen haben. Übersäuerung und Verschlackung verstärken die unschönen Dellen, die meist an den Oberschenkeln und am Po auftreten. Dabei werden Säuren im Bindegewebe abgelagert, was dessen Elastizität mindert. Ein ausgeglichener Säure-Basen-Haushalt führt automatisch zur Entschlackung des Körpers und wirkt Cellulite entgegen. Basische Ernährung, Massagen oder Basenbäder sind wirksame Anti-Cellulite-Maßnahmen. Gymnastik und Bewegung werden empfohlen.

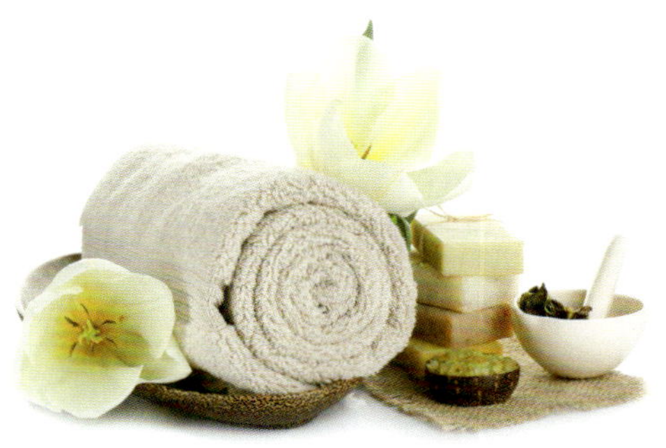

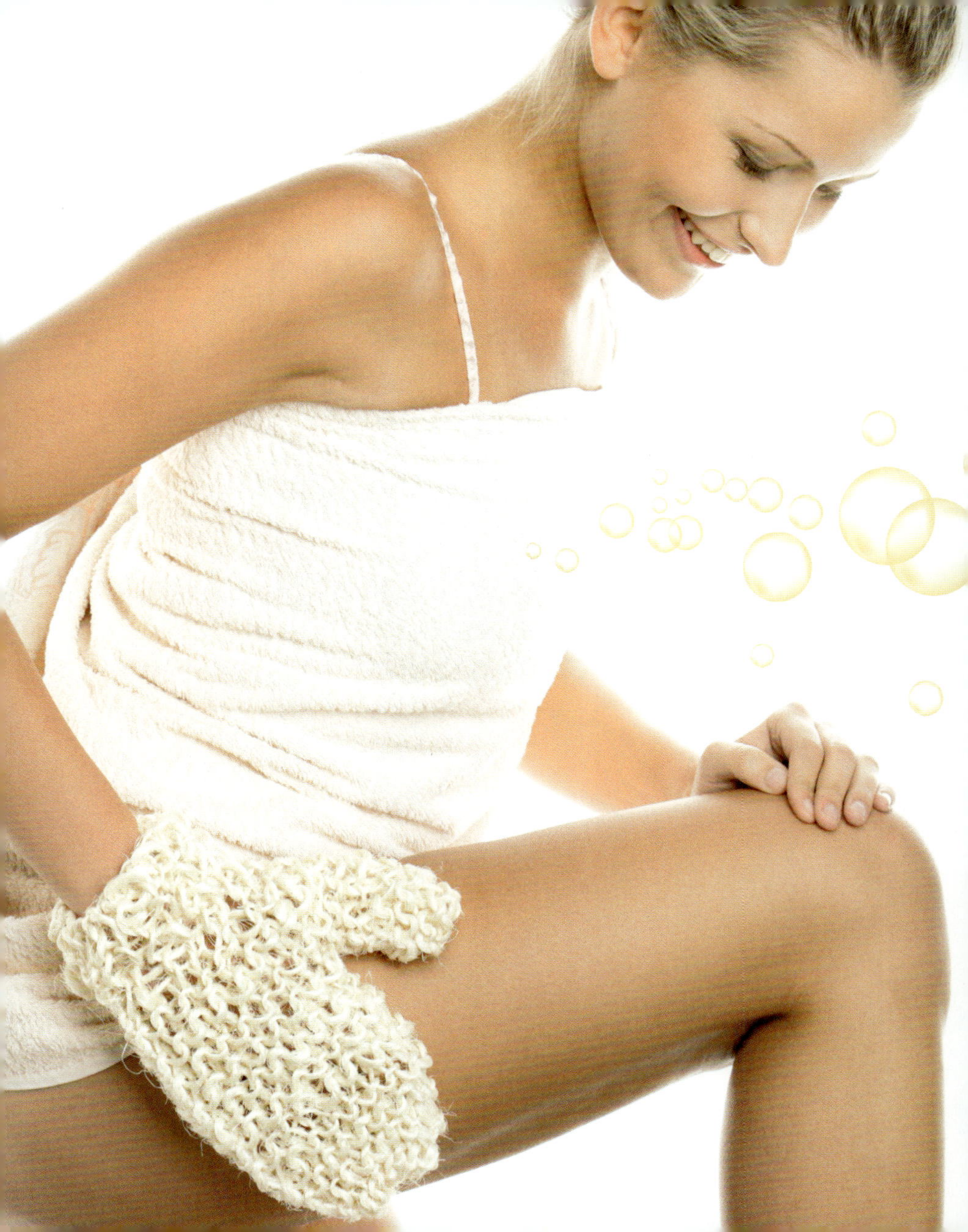

## → Ekzem (Dermatitis)

Ekzeme sind oft das Symptom einer Allergie. Sie können die Folge einer überschießenden Reaktion des Immunsystems sein, die durch Übersäuerung begünstigt wird.

## → Haarausfall

Bei Haarausfall besteht meistens ein Nähr- und Mineralstoffdefizit sowie ein Säureüberschuss im Körper. Wenn Sie eine Entsäuerungskur durchführen, Stress vermeiden und den Körper remineralisieren, können Sie Haarausfall stoppen.

## → Körpergeruch

Hygiene allein genügt nicht immer, um Körpergeruch zu vermeiden. Bei chronischer Übersäuerung werden vermehrt Säuren und Giftstoffe mit dem Schweiß ausgeschieden – das kann einen strengen Körpergeruch verursachen. Eine Entsäuerung durch Basenbäder oder auch Massagen kann hier Abhilfe schaffen.

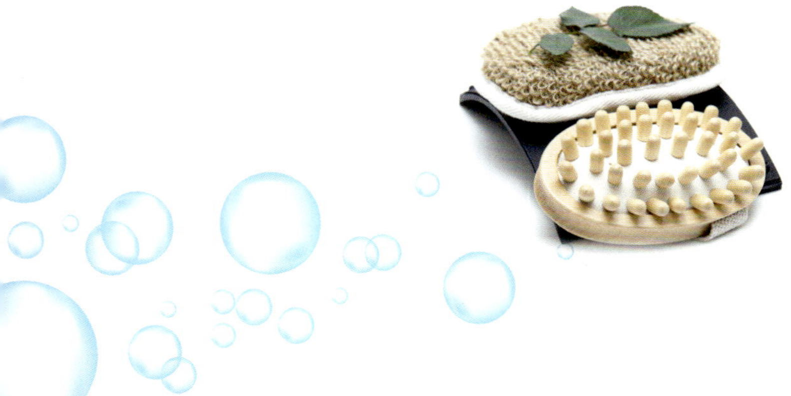

## Sinnesorgane

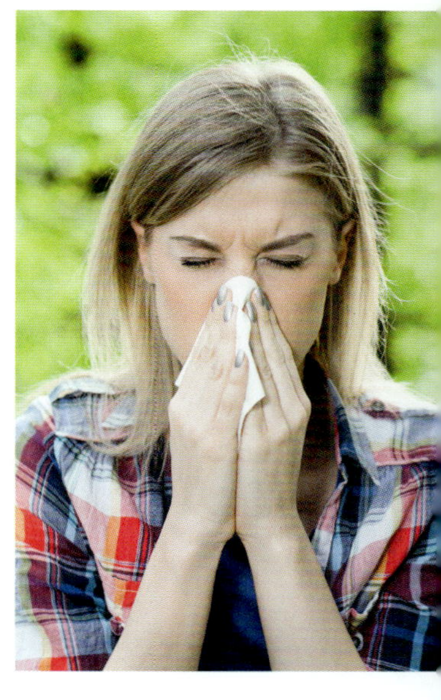

Auch die Sinnesorgane bleiben von den Folgen einer Übersäuerung nicht verschont: Es können Allergien, Augenprobleme, Hörsturz oder auch Nebenhöhlenentzündungen auftreten.

### → Allergien

Bei Allergikern kommt es beim Kontakt mit harmlosen und allgegenwärtigen Stoffen zu heftigen Abwehr- und Entzündungsreaktionen, die auf Fehlfunktionen des Immunsystems zurückzuführen sind. Sie werden unter anderem durch Übersäuerung begünstigt, da ein saures Milieu alle Zellen und Organe beeinträchtigt. Betroffen ist auch der Darm, in dem drei Viertel der Abwehrzellen sitzen. Die Darmflora kann insbesondere durch Hefepilze, die sich in saurer Umgebung besonders wohlfühlen, nachteilig beeinflusst werden. Allergische Reaktionen können als Hautausschläge, Schnupfen oder Magen-Darm-Probleme vorkommen. Darüber hinaus wird bei einem Säureüberschuss das Hormon Histamin ausgeschüttet, um den Organismus zu entsäuern. Histamin gilt allerdings auch als Auslöser für allergische Reaktionen. Eine Entsäuerung sowie die erhöhte Zufuhr von Ballaststoffen und basenbildenden Mineralstoffen, die das Säure-Basen-Gleichgewicht und den Aufbau der Darmflora gezielt fördern, sind beim Auftreten von Allergien empfehlenswert.

## → Augenprobleme

Säureüberschuss kann Entzündungen hervorrufen, da die Säure den Sympathikus des vegetativen Nervensystems beeinflusst. Dieser regt das Immunsystem an, verstärkt aber auch Entzündungen. Eine Übersäuerung kann die Empfindlichkeit der Augen steigern und Entzündungen im Bereich der Augen begünstigen (Bindehaut, Hornhaut, Lidränder). Ebenso wird die Lichtempfindlichkeit höher.

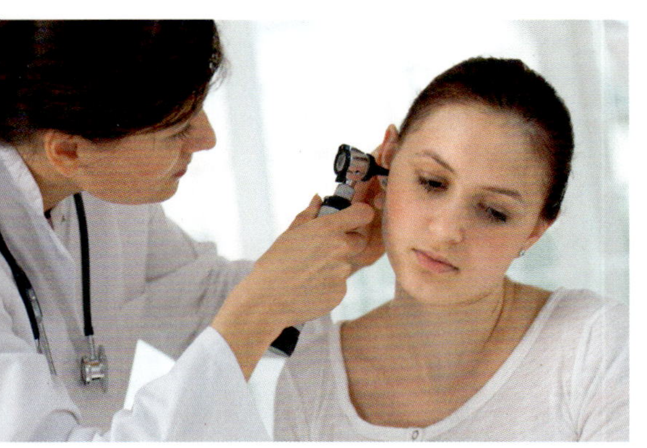

## → Hörsturz, Tinnitus

Bei einem Hörsturz kommt es zu einem plötzlichen Hörverlust in einem Ohr. Dieser tritt meist in Begleitung von Störgeräuschen wie Rauschen oder Klingeln auf, also einem Tinnitus. Weitere Symptome sind Schwindel oder Druckgefühle.

Es gibt viele Theorien hinsichtlich der Ursachen von Tinnitus. Man geht aber davon aus, dass Stress, Lärmbelastung, Virusinfektionen, Thrombosen, Gefäßveränderungen, Durchblutungsstörungen oder auch Übersäuerung eine Rolle spielen. Die konventionelle Behandlung eines Tinnitus erfolgt unter anderem durch Maßnahmen, die gleichzeitig den Säure-Basen-Haushalt ins Gleichgewicht bringen, wie beispielsweise Entspannungsmaßnahmen, hyperbare Sauerstofftherapie, Blutreinigung und Flüssigkeitsinfusionen.

### → Nebenhöhlenentzündung

Überschüssige Säure macht den Körper anfälliger für Infektionen und verstärkt die Neigung für Entzündungen. Eine Entsäuerung empfiehlt sich vor allem dann, wenn immer wieder Kiefer- oder Stirnhöhlenentzündungen auftreten.

## Seele

Übersäuerung reizt das vegetative Nervensystem und verursacht allerlei Störungen. Dies kann sich unter anderem in depressiven Verstimmungen, Erschöpfung, Schlafstörungen und erhöhter Reizbarkeit äußern.

### → Depressive Verstimmungen, Erschöpfung und Schlafstörungen

Ist der Körper übersäuert, kommt es zur Aktivierung des Sympathikus, was sich auch auf die Psyche auswirkt. Vor allem im höheren Lebensalter und bei zu geringer Flüssigkeitsaufnahme besteht die Gefahr einer Übersäuerung mit psychischen Symptomen. Bei depressiven Patienten herrscht in der Regel eine deutliche Übersäuerung (Azidose) beziehungsweise psychische »Säurestarre« vor. Da die saure Stoffwechsellage den Sympathikus beeinflusst, können Schlafstörungen, Antriebslosigkeit, depressive Verstimmungen, Müdigkeit und Erschöpfung auftreten.

Das Gegenteil ist bei einer basischen Stoffwechsellage der Fall: Man hat ein gesundes Schlafbedürfnis, ist leistungsfähig, ausdauernd und fröhlich.

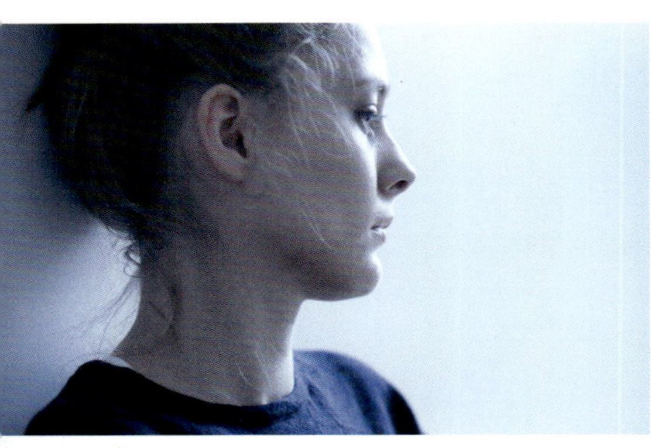

### → Konzentrationsstörungen

Der Denkprozess beziehungsweise die Konzentrationsfähigkeit wird bei einer Übersäuerung durch das vegetative System sowie durch säurebedingte Durchblutungsstörungen im Gehirn geschwächt.

### → Kopfschmerzen und Migräne

Patienten mit einer latenten Azidose leiden oft unter Kopfschmerzen oder Migräne. Diese sind häufig auf die Überaktivität des Sympathikus im übersäuerten Körper zurückzuführen. Kreislaufstörungen und hoher Blutdruck spielen gleichfalls eine Rolle. Natron (Natriumbicarbonat) kann bei Kopfschmerzen Abhilfe schaffen. Eine konsequente Entsäuerung beugt Migräne und Kopfschmerzattacken vor.

### → Reizbarkeit

Eine typische nervöse Störung im übersäuerten Körper ist Reizbarkeit. Durch die ständige Übererregung des Sympathikus im vegetativen Nervensystem (siehe depressive Verstimmungen) werden hier Stresshormone wie Adrenalin oder das Schilddrüsenhormon Thyroxin vermehrt freigesetzt. In der Folge kommt es zu Wutausbrüchen, Aggressivität und Überreaktionen.

## Zähne

Die Zähne dienen dem Körper als Quelle für Mineralstoffe, die er für die Neutralisierung von Basen benötigt. Werden sie über längere Zeit »angezapft«, schädigt dies den Zahnschmelz. Durch Entmineralisierung wird Karies, Parodontose und Zahnfleischbluten Vorschub geleistet.

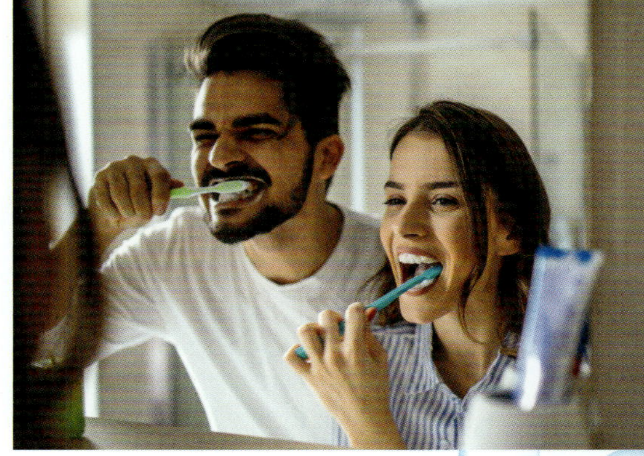

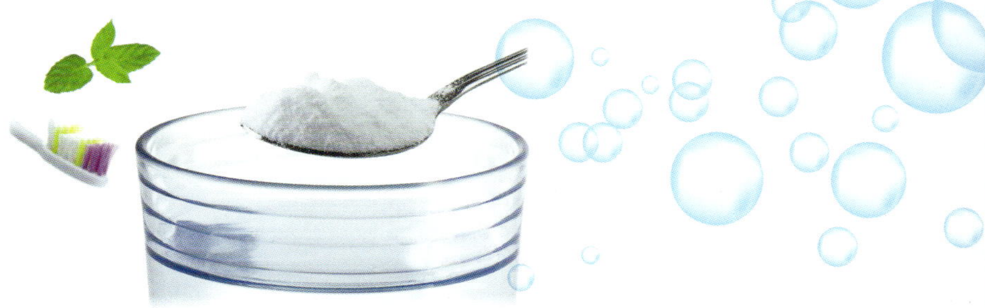

# Gesundheitsfaktor Natron

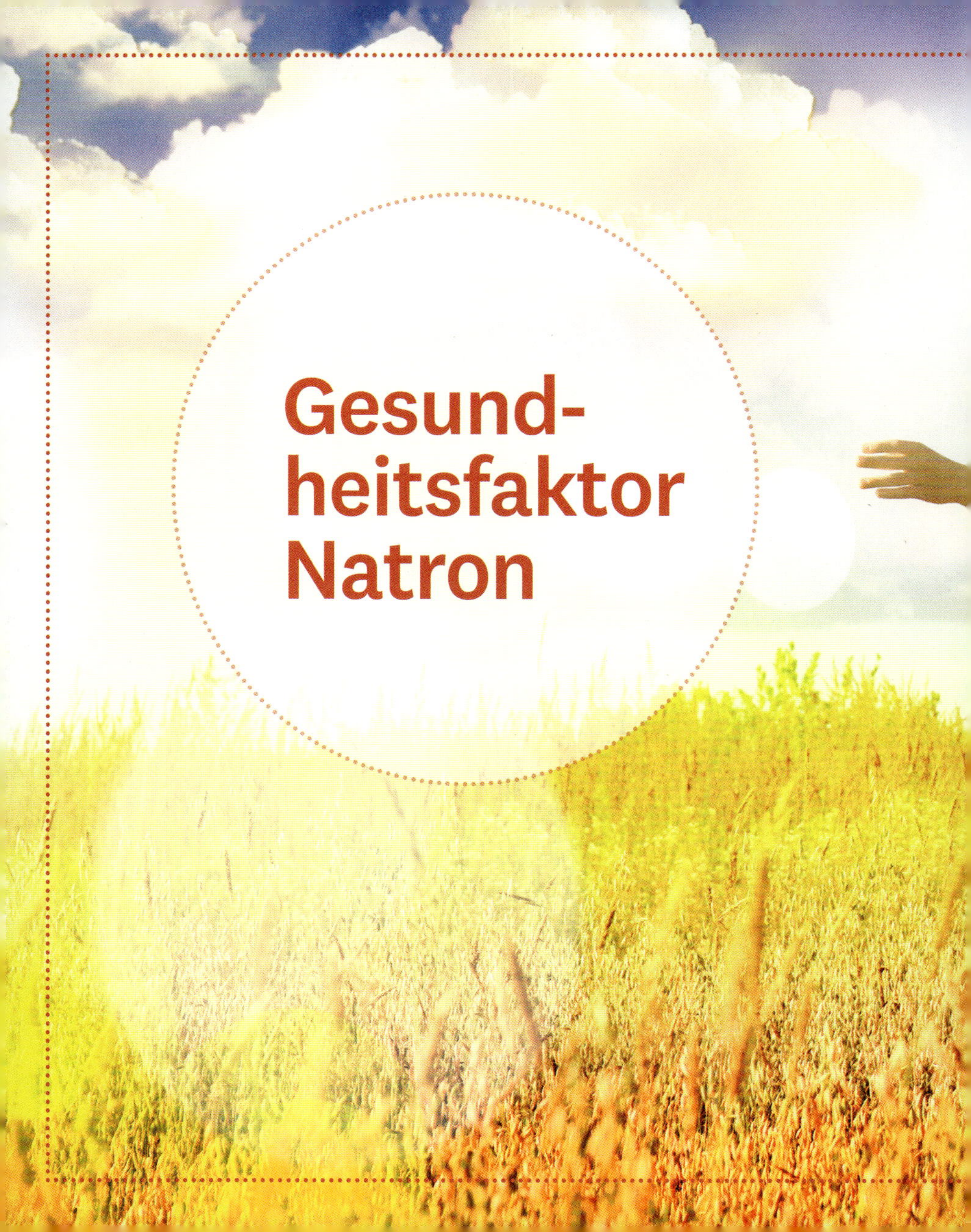

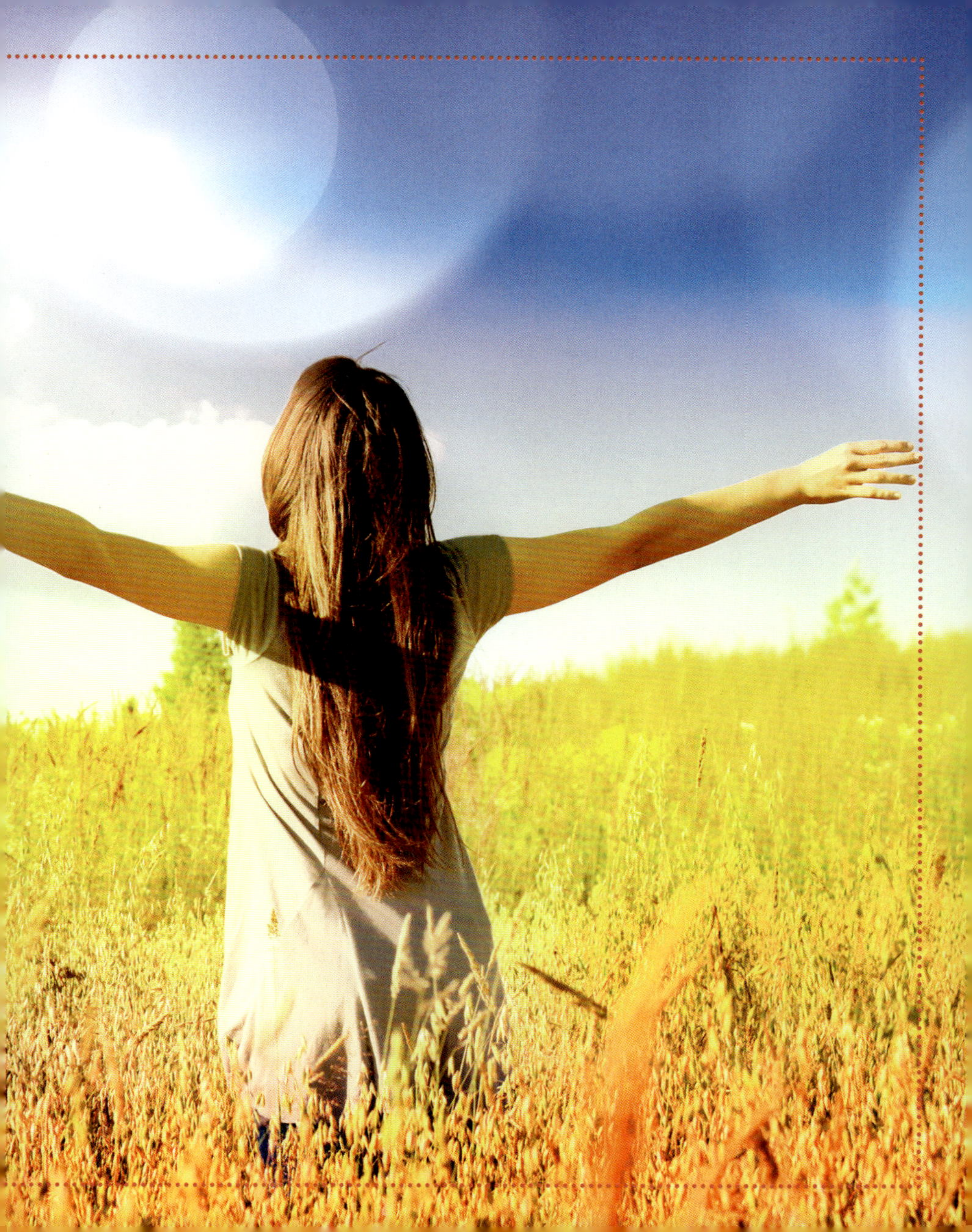

# Gesundheitsfaktor Natron

Die basische Wirkeigenschaft von Natron kann bei zahlreichen säurebedingten Erkrankungen Abhilfe schaffen, da sie Säureüberschuss neutralisiert. Je nach Schwere können diese damit ganz verschwinden oder zumindest gelindert werden. Aber auch bei Vergiftungen kann Natron helfen.

In der Zahnheilkunde wird Natron unter anderem gebraucht, um Keimen den Garaus zu machen. Durch seine keimhemmende Wirkung erweist sich die Substanz auch in anderen medizinischen Bereichen als nützlich.

Ebenfalls kann es bei der Therapie von Krebs eingesetzt werden. Hier fördert es die Wirkung der Chemotherapie, indem es ruhende Zellen aktiviert, ihre Resistenz aufhebt und somit die Krebszellen wieder angreifbar macht.

Im Sport wird Natron häufig zur Leistungssteigerung eingesetzt, da es Laktat im Blut reduziert.

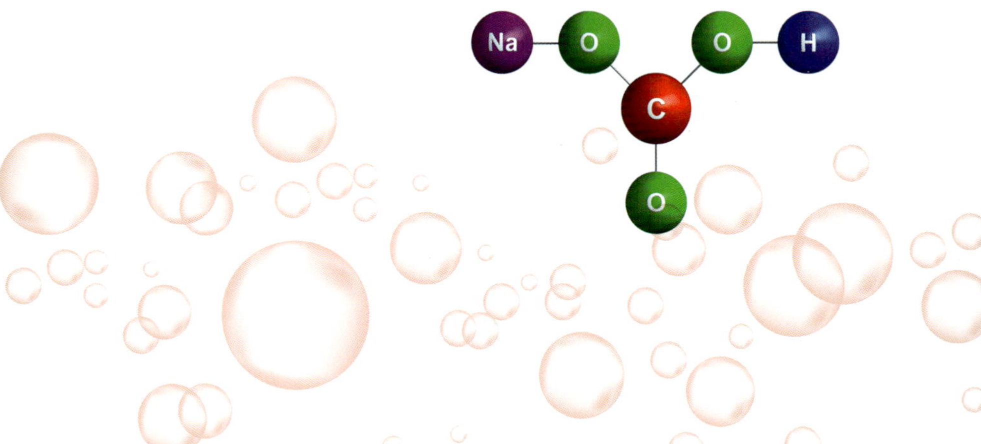

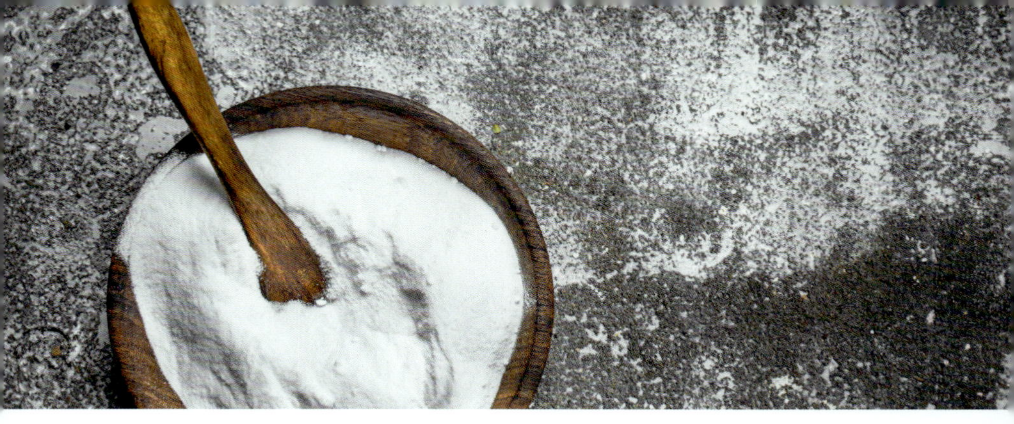

## Natron bei säurebedingten Erkrankungen und Zuständen

Die basisch wirkende Komponente der Verbindung Natron ist Bicarbonat ($HCO_3^-$). Im Grunde ist der Körper in der Lage, diese selbst zu produzieren. Bicarbonationen regulieren im Blut sowie in anderen Körperflüssigkeiten die Säure-Basen-Bilanz (siehe Bicarbonat-Puffersystem S. 21). Deshalb wird sein Wert bei Erkrankungen ermittelt, die mit einem veränderten pH-Wert assoziiert sind. Durch die Ermittlung des Bicarbonatstatus im Blut lässt sich dessen Azidität feststellen. In der Regel beträgt die Bicarbonatsättigung 22–30 Millimol pro Liter. Dieser Wert kann jedoch durch Medikamente, Ernährung sowie die Lungen- oder Nierenfunktion beeinflusst werden. Auch gilt es zu beachten, dass der Bicarbonatspiegel ab dem 46. Lebensjahr mit zunehmendem Alter linear abfällt.

Obwohl Bicarbonatmangel in der Regel in direktem Zusammenhang mit säurebedingten Erkrankungen und Zuständen (siehe S. 29) steht, wird er häufig übersehen.

Liegt eine unzureichende Versorgung des Blutes mit Bicarbonat vor, kann der Organismus die Säureproduktion nur noch schwer regeln. Gleiches gilt für die Ausscheidung von Säureabfallprodukten. Die Folge sind degenerative Störungen, die mit Übersäuerung einhergehen. Beispiele sind Schlaganfall, Herz-Kreislauf-Erkrankungen, Osteoporose, Bluthochdruck, Gicht oder sogar Krebs.

Erkrankungen der Leber führen häufig zu einem reduzierten Bicarbonatverbrauch, da dieses in der Leber zur Harnstoffproduktion gebraucht wird (siehe S. 25). Darüber hinaus können veränderte Bicarbonatspiegel Resultat von Erkrankungen und Funktionsstörungen von Nieren, Lunge und Leber sowie Stoffwechselstörungen sein.

Selbst wenn säurebedingte Erkrankungen bereits bestehen, lassen sich diese durch die Aktivierung der Selbstheilungskräfte mittels Natron und die damit verbundene Regulierung der Säure-Basen-Bilanz kurieren oder zumindest deutlich lindern. Gleiches gilt für entzündliche Erkrankungen, da Bicarbonationen saures Milieu neutralisieren.

Darüber hinaus optimieren Bicarbonationen den Glukosetransport über die Zellmembran. Sie sorgen für basische Bedingungen, die die Bauchspeicheldrüsensekretion und die Enzymaktivität im Darm fördern. Aus diesem Grund soll sich die Substanz auch zur Therapie von Pankreatitis (Bauchspeicheldrüsenentzündung) eignen.

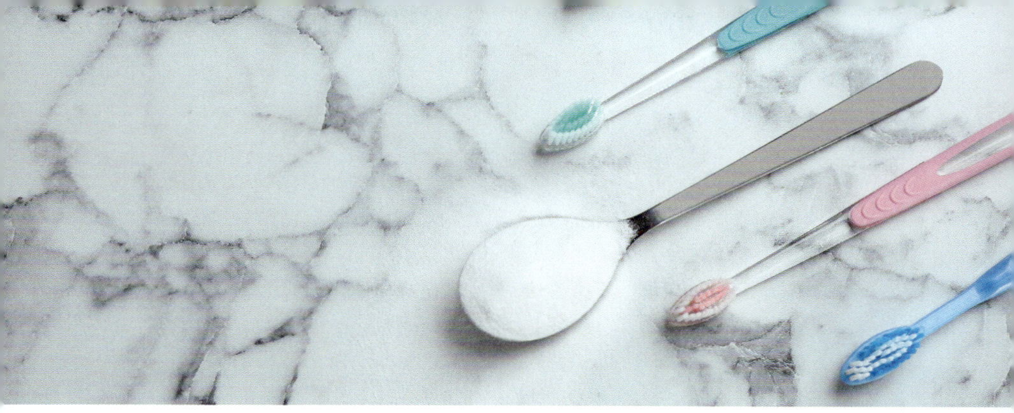

## Natron in der Zahnheilkunde

Zahnprothesen-Stomatitis, Parodontitis und Periimplantitis stellen zunehmend Probleme in der restorativen Zahnheilkunde (Wiederherstellung verloren gegangener Zahnsubstanz) dar. Chemikalien spielen eine wichtige Rolle als Adjuvans in der mechanischen Zahnreinigung, bei Implantaten, umgebenden Geweben und Prothesen. Im Handel erhältliche Mundspülungen können Gewebe und Prothesen angreifen, wenn sie über einen langen Zeitraum angewendet werden. Natron wartet hier mit vielseitigen medizinischen Anwendungsmöglichkeiten auf.

Die beiden Wissenschaftler Sathyasree Madeswaran und Sivakumar Jayachandran recherchierten in *Medline* und *Google Scholar* zu aktuell verwendeten Mundspülungen sowie der Anwendung von Natron auf diesem Gebiet. Ihre Recherche ergab, dass Natron aufgrund seiner breiten Verfügbarkeit, Sicherheit, minimalen Abrasivität und der antibakteriellen Eigenschaften als patientenfreundliche Mundspülung, Zahnpastakomponente oder Kaugummi verwendet werden kann. Langzeitig ist es als nahezu nebenwirkungsfreies Adjuvans (Hilfsstoff) anwendbar (Madeswaran und Jayachandran 2018).

Natron entfernt nachweislich Zahnbelag (Dentalplaque). Allerdings wurden die Mechanismen für die Wirkung der Substanz auf Biofilme bis zur Studie von Pratten und seinen Kollegen nicht *in vitro* (im Reagenzglas) untersucht. Die Forscher benutzten für ihre Untersuchungen ein etabliertes *In-vitro-Plaque-Biofilm-Modell*, um die das Zerbrechen (Disruption) von dentalen Plaque-Biofilmen zu analysieren. Die Studie zeigte, dass jüngere Biofilme weniger anfällig für Natron waren. Hingegen reagierten solche, die sieben Tage oder älter waren, zunehmend anfällig auf Natron. Bei den ältesten Biofilmen demonstrierte die Substanz die stärkste Wirkung (Pratten et al. 2016). Zu ähnlichen Ergebnissen kamen schon Kleber und seine Kollegen (Kleber et al. 2001).

In früheren Studien wurde gezeigt, dass Zahnpasta mit höheren Konzentrationen von Natron (> 50 Prozent) Zahnfleischentzündungen und Mundgeruch verringert. Aus diesem Grund analysierten Lomax (Lomax 2017) und seine Kollegen die Wirkungen von Natron nach einer sechswöchigen Anwendung als Zahnpasta. Die Testgruppe gebrauchte dabei eine Zahnpasta mit 67 Prozent Natrongehalt, während die der Kontrollgruppe keinerlei Spuren von Natron aufwies. Im Vergleich zur Kontrollgruppe trat bei der Testgruppe in der sechsten Woche eine signifikante Reduktion der Zahnfleischblutungen auf. Die 67-prozentige Natronzahnpasta führte zu einer statistisch signifikanten Verbesserung der Zahnfleischgesundheit und reduzierte das Zahnfleischbluten nach 6 Wochen Anwendung.

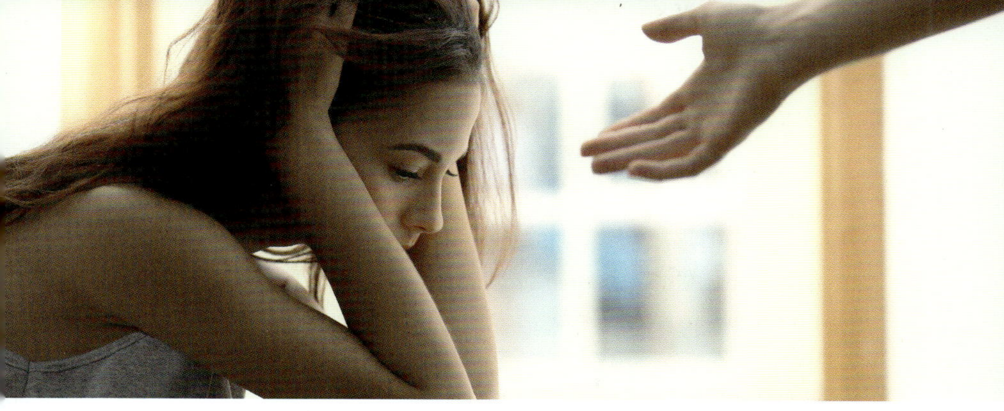

## Natron als Gegengift

Natron entfaltet eine günstige Wirkung als Gegengift (Antidot) und wird beispielsweise bei Vergiftungen durch trizyklische Antidepressiva oder Salicylate (Salze und Ester der Salicylsäure, beispielsweise Acetylsalicylsäure) sowie bei Alkoholvergiftungen angewendet. Ebenso hilft es bei metabolischer Azidose (verursacht durch eine Reihe von Wirkstoffen, siehe Seite 29).

Je nach Indikation variieren dabei Anwendung sowie Dosierung. Bisher ist der Wirkmechanismus von Natron bei den Natriumkanal blockierenden Substanzen noch nicht vollständig geklärt. Sicher ist, dass die Gabe von Natron den QRS-Komplex schmälert und durch Drogen und Toxine mit natriumkanalblockierenden Eigenschaften induzierte Rhythmusstörungen auflöst. Hierzu zählen zum Beispiel neben den trizyklischen Antidepressiva auch Kokain, Propranolol, Chloroquin, Quinin oder Diphenhydramin.

Aktuelle Studien legen nahe, dass die Natronkomponente Bicarbonat die Beförderung von Natrium durch blockierte sowie unblockierte Kanäle fördert.

Natron wird also bei Überdosierungen von Medikamenten und Suchtgiften mit natriumkanalblockierenden Eigenschaften benutzt. Des Weiteren wird es bei Alkalisierung des Urins und des Serums eingesetzt, um den Abbau von Arzneimitteln und Drogen (zum Beispiel Salicylat, Barbiturate, Chlorphenoxycarbonsäuren) zu fördern und eine Absorption der Wirkstoffe zu vermindern. Darüber hinaus fördert es die Löslichkeit von Arzneistoffen oder Giften, die sich ansonsten in den Nieren ansammeln und Nierenversagen herbeiführen. Außerdem neutralisiert Natron Toxine, die schwere Azidämie verursachen (Smollin 2007).

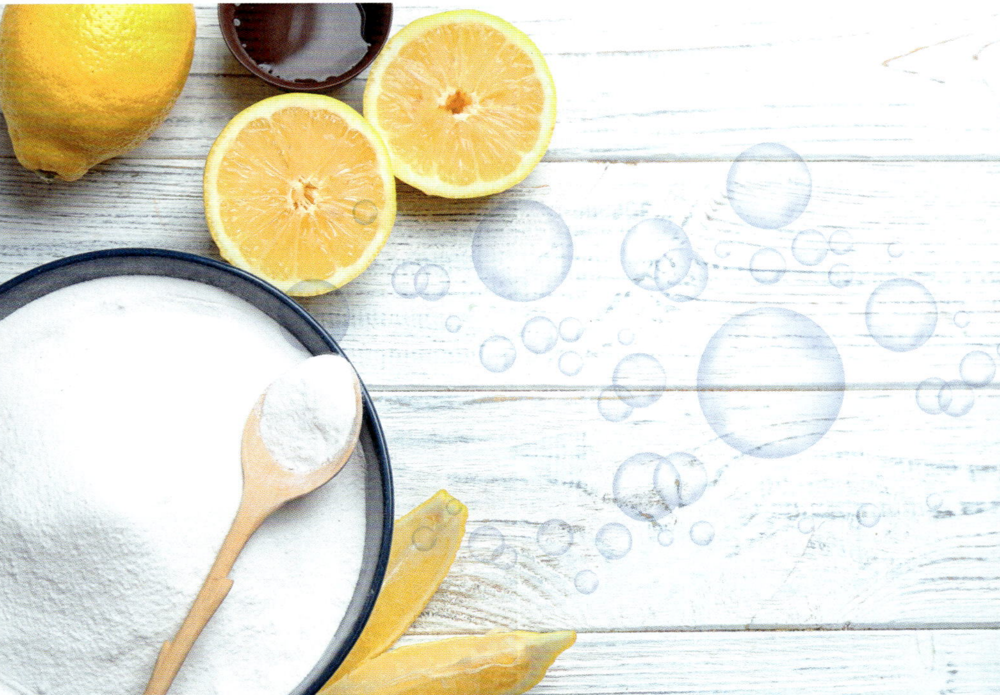

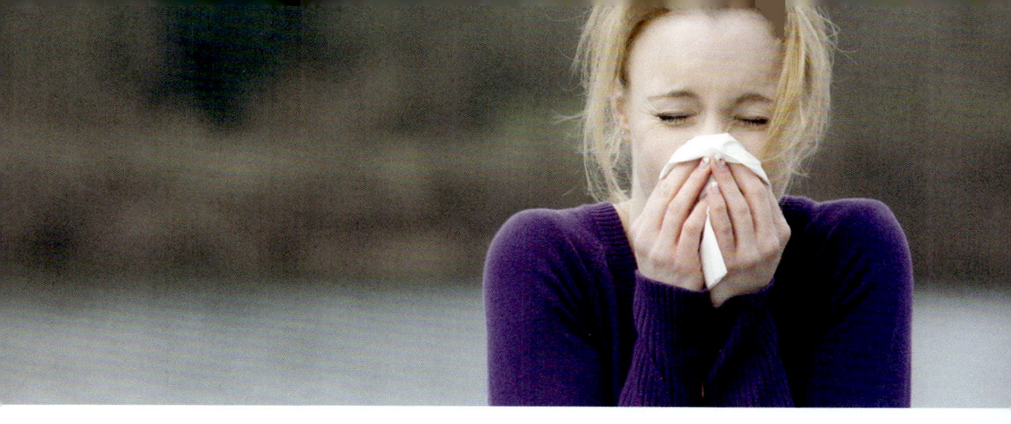

## Natron und Pilz- sowie Bakterieninfektionen

Obwohl Natron sowohl im Haushalt als auch zu medizinischen Zwecken seit langer Zeit angewendet wird, existieren nur wenige wissenschaftliche Studien über seine medizinische Wirkung. Aus diesem Grund widmeten sich Letscher-Bru und ihre Kollegen in einer Untersuchung der pilzhemmenden Wirkung von Natron (Letscher-Bru et al. 2013) auf Hefepilze, Dermatophyten sowie Schimmel, die allesamt Nagel- und Hautinfektionen hervorrufen. Zunächst wurden Tests an 70 Stämmen *in vitro* (im Reagenzglas) durchgeführt (40 Dermatophyten, 18 Hefepilze und 12 Schimmelpilze). Bei einer Konzentration von 10 Gramm pro Liter konnte bei allen getesteten Pilzen eine Wachstumshemmung von 80 Prozent beobachtet werden. In einem zweiten Schritt wurde die antifungale Wirkung der Substanz *ex vivo* (außerhalb des Lebendigen) an 24 infizierten klinischen Proben (15 Dermatophyten, 7 Hefepilze und 2 Schimmelpilze; 15 Nägel und 9 Hautproben) studiert. Bei 19 Proben (79 Prozent) wurde das Wachstum vollständig gehemmt, und bei 4 Proben (17 Prozent) verringerte sich der Pilzbefall nach

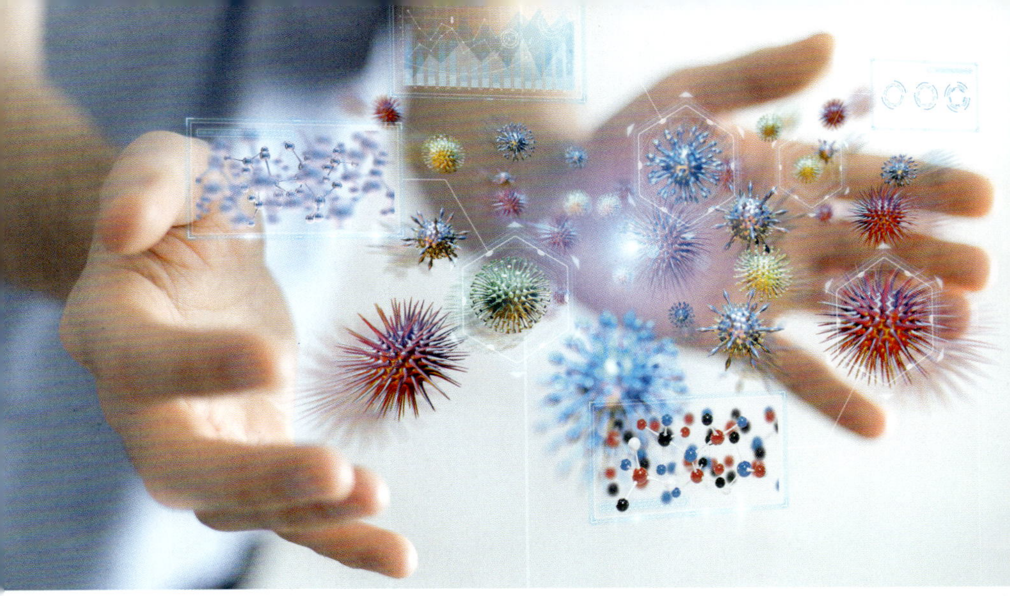

7 Tagen Inkubationszeit auf Sabouraud-Agar (SAB) mit Dextrose, die mit einer 10-prozentigen Natronlösung (10 g/L) supplementiert war. Die Forscher dokumentierten innerhalb der Studie die pilzhemmende Eigenschaft von Natron bei üblichen Erregern von kutaner Pilzinfektion und Onychomykose (Nagelpilz). Darüber hinaus haben sie die effektiven Konzentrationen für jede Pilzart spezifiziert. Welche Mechanismen für die pilzhemmende Wirkung der Substanz verantwortlich sind, muss allerdings noch erforscht werden.

Takeuchi und seine Kollegen analysierten in einer Studie unter anderem die Wirkung von Natron bei Pilzinfektionen (Takeuchi et al. 1983). Dabei untersuchten sie zwanzig Fälle von pilzinduzierten Harnwegsinfektionen. Am häufigsten handelte es sich dabei um Infektionen durch *Candida albicans*; *Candida glabrata* (*Toru-*

*lopsis gl.*) und *Candida tropicalis* waren ebenfalls vorherrschend. In den meisten Fällen wurde die Infektion durch die Gabe von Antibiotika oder den Einsatz von Dauerkathetern begünstigt, oder sie trat infolge einer obstruktiven Uropathie auf. Von den zwanzig infizierten Patienten konnten fünf Fälle durch die Eliminierung der prädisponierenden Faktoren geheilt werden, die übrigen fünfzehn Patienten wurden mit Natron, 5-prozentigem Fluorocytosin und/oder Amphotericin erfolgreich therapiert. Allerdings entwickelte sich bei einem Patienten eine bilaterale Nieren-Torulopsiose zu einem Nierenversagen. Vier Patienten verstarben an den Folgen ihrer Grunderkrankung.

Die antibakterielle Wirkung von Natron wurde unter anderem in einer Studie von 1997 bestätigt (Drake 1997). Hierbei wurden drei unterschiedliche experimentelle Methoden eingesetzt. Mittels einer Standardlösung in minimaler Konzentration konnte eine starke Hemmung gegen *Streptococcus mutans* nachgewiesen werden. Bei kurzer Exposition mit einer Kombination aus Natron und Natriumdodecylsulfat wurde eine signifikante Abtötung von Bakterienmaterial beobachtet. Zahlreiche, kurze Expositionen führten zu einer statistisch signifikanten Verringerung der Anzahl lebensfähiger Zellen.

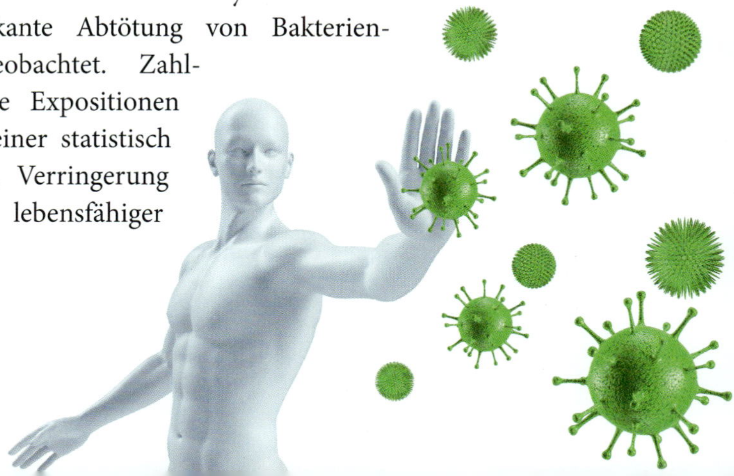

Der orale Gebrauch von Gesundheitsprodukten mit hochkonzentriertem Natron führte zu reduzierten kariogenen *S. mutans* im Speichel und in der Plaque.

Ein Forscherteam untersuchte den Einfluss von Zink, Natron und Zitronensäure auf die antibakterielle Aktivität von Ovotransferrin gegen *Escheria coli O157:H7* und *Listeria monocytogenes* in Modellsystemen und Schinken (Ko et al. 2008). Für die Untersuchung wurde eine Ovotransferrin-Lösung in einer Konzentration von 20 Milligramm pro Milliliter verwendet, der verschiedene Mengen Natron oder Zitronensäure beigemengt wurden. Zusätzlich wurde die antimikrobielle Aktivität von mit Fe(2+) oder Zn(2+) gesättigtem Ovotransferrin gegen beide Pathogene getestet. Außerdem wurden Ovotransferrin-Lösungen, die entweder 100 Millimolar (mM) Natron oder 0,5 Prozent Zitronensäure enthielten, an Schinken getestet, der mit *E. coli O157:H7* oder *L. monocytogenes* kontaminiert und anschließend 4 Wochen bei einer Temperatur von 4 Grad gelagert wurde. Dabei stellten die Forscher fest, dass sich die antimikrobielle Aktivität mit zunehmender Natronkonzentration erhöhte. Natron (100 mM) verbesserte die antibakterielle Wirkung von Ovotransferrin signifikant bei *E. coli O157:H7* und *L. monocytogenes.* Eine Kombination aus Zitronensäure (0,5 Prozent) und Ovotransferrin präsentierte einen synergistischen antibakteriellen Effekt gegen *E. coli O157:H7*, und *L. monocytogenes* zeigte eine Anfälligkeit bei der alleinigen Applizierung von 0,5-prozentiger Zitronensäure. Aber Natron reduzierte die starke antibakterielle Wirkung der Mischung aus Ovotransferrin und Zitronensäure gegen *E. coli O157:H7*. Der Gebrauch

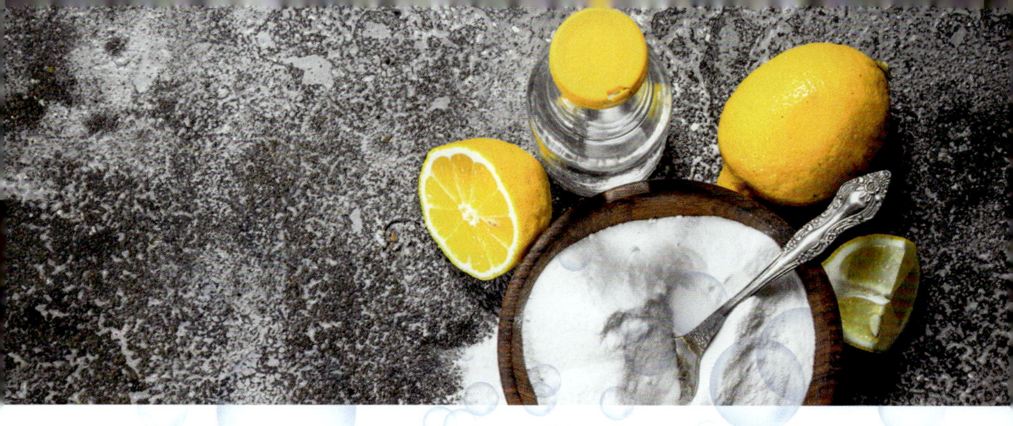

von Natriumcitrat anstelle von Zitronensäure produzierte keine antibakterielle Wirkung gegen die beiden Pathogene. Die Studien ergaben außerdem, dass sich die antimikrobielle Wirkung von Ovotransferrin in einer sauren Umgebung signifikant erhöht. Das zinkgebundene Ovotransferrin verhinderte das Wachstum von *L. monocytogenes* ebenso wie das eisenfreie Ovotransferrin, das mit 100 Millimolar Natron kombiniert wurde. Eisengebundenes Ovotransferrin entfaltete nur wenig oder keine hemmende Wirkung. In Schinken zeigte auch Ovotransferrin mit 100 Millimolar Natron keine antibakterielle Aktivität gegen die beiden Pathogene. Hingegen unterdrückte die Kombination aus Ovotransferrin und 0,5 Prozent Zitronensäure das Wachstum von *L. monocytogenes* in Schinken. Zusammenfassend lässt sich sagen, dass Kombinationen aus Ovotransferrin und Natron, Zitronensäure oder Zink die antibakterielle Wirkung von Ovotransferrin gegen *E. coli* und *L. monocytogenes* verstärkten. Allerdings ist die Wirkung bei der Anwendung an Fleisch oder Fleischprodukten begrenzt.

## Natron und entzündliche Erkrankungen

Das Schlüsselorgan für die entzündungshemmende Wirkung von Natron ist offenbar die Milz. Sie spielt eine bedeutende Rolle für das Immunsystem. Sobald das Organ potenziell krank machende Eindringlinge oder andere gesundheitsbedrohliche Stoffe wahrnimmt, setzt es weiße Blutkörperchen frei, um die Krankmacher zu bekämpfen. Bestimmte weiße Blutkörperchen führen dann Entzündungen herbei, um den natürlichen Selbstheilungsprozess des Organismus anzustoßen (vgl. Cohut 2018).

Durch die Einnahme von Natron wird eine Reihe von chemischen und physiologischen Reaktionen angestoßen, die diese Immunantwort der Milz hemmen.

O'Connor und seine Kollegen vom Medical College of Georgia der Augusta University untersuchten die Wirkung von oral applizierter Natronlösung bei Ratten und später auch bei Menschen (O'Connor et al. 2018). Bei jenen, die die Lösung getrunken hatten, wurde eine Veränderung in den Immunzellen beobachtet, die in der Milz aktiviert werden. Hierbei verringerte sich die Anzahl proinflammatorischer Makrophagen (M1). Hingegen stiegen die Werte der antiinflammatorischen Zellen an.

Dieselben Zellen sind auch im Blut und in den Nieren verortet. Jeong et al. (2014) untersuchten in ihrer Studie, mittels welcher Mechanismen die Lösung die Nierenfunktion verbessern und so den Progress von Nierenerkrankungen hinauszögern könnten. Diese Erkenntnis griffen die Wissenschaftler des Medical College of Georgia auf und führten hierzu weitere Untersuchungen durch,

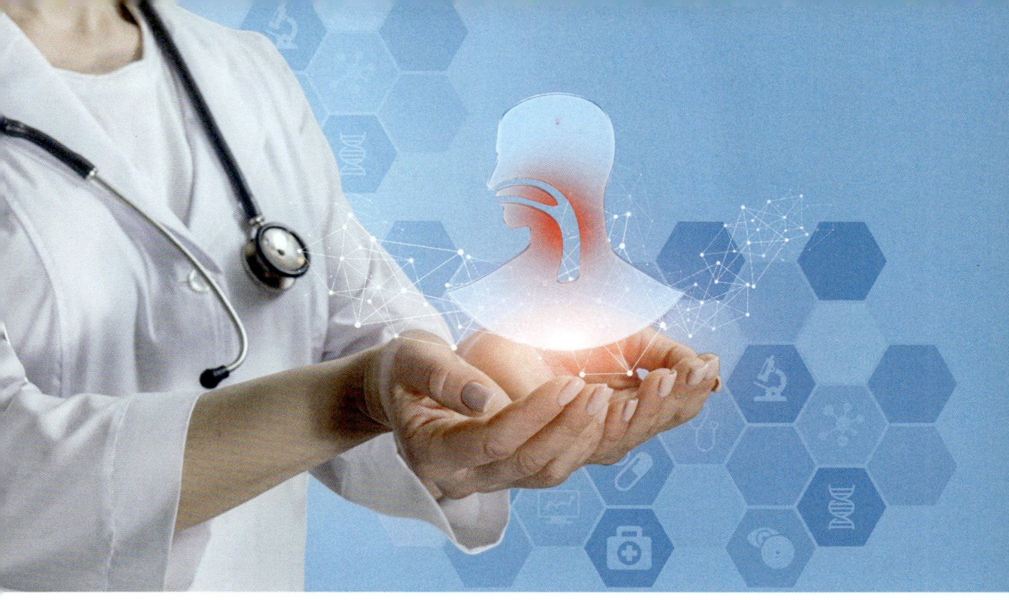

die zum oben angeführten Ergebnis führten. Die Autoren der Studie bemerkten, dass sowohl die gesunden als auch die kranken Versuchstiere die gleiche Entwicklung zeigten: Bei beiden fielen die M1-Werte in den Nieren, während jene der M2-Zellen anstiegen. Diese Verschiebung stieß die Vermutung an, dass Natron die Entzündungsreaktion auf zellulärer Ebene beeinflussen könnte. In Studien an gesunden Versuchspersonen wurde beobachtet, dass sich die antientzündliche Wirkung der Substanz sowohl in der Milz als auch im peripherem Blut und in den Nieren bemerkbar machte.

Hierbei spielen die Mesothelzellen eine entscheidende Rolle, da sie die antientzündlichen Signale vermitteln.

Die Forscher fanden heraus, dass die Mesothelzellen eine enge Kommunikationsverbindung mit den Organen haben, die sie auskleiden. O'Connor und sein Team gehen davon aus, dass die cholinergen Signale, die die antiinflammatorische Antwort vermitteln, von den Mesothelzellen kommen, die diese Verbindung zur Milz herstellen. Laut O'Connor stellt Natron ein sicheres Mittel zur Behandlung von Entzündungskrankheiten dar. Die Ergebnisse der Studie weisen darauf hin, dass die Substanz bei der Therapie von Autoimmunerkrankungen (darunter Arthritis) hilfreich sein kann. Allerdings sind weitere Untersuchungen nötig, um dies vollends zu bestätigen (vgl. Cohut 2018).

T-Lymphozyten sind ebenfalls eine Gruppe weißer Blutkörperchen und dienen auch der Immunabwehr. Wenn diese ihrer Aufgabe nicht nachkommen, entwickeln sich chronische Entzündungen und Autoimmunerkrankungen. Die tägliche orale Aufnahme einer kleinen Menge Natron soll eine gesunde T-Zellen-Aktivität fördern. Laut Cohut (Cohut 2018) könnte so, gemäß einer Reihe von Forschungsergebnissen, einigen mit einem schlechten Immunsystem assoziierten Erkrankungen wie Asthma, Diabetes mellitus oder Allergien entgegengewirkt werden.

Gesichert ist, dass Natron auch hilfreich bei Osteoarthritis sein kann: Basierend auf früheren Studien untersuchten Maria del Carmen Caamaño und ihr Team in einer Doppelblindstudie unter anderem die Wirkung von basischen Natronlösungen in Verbindung mit Calciumgluconat auf Gelenkerkrankungen (Caamaño et

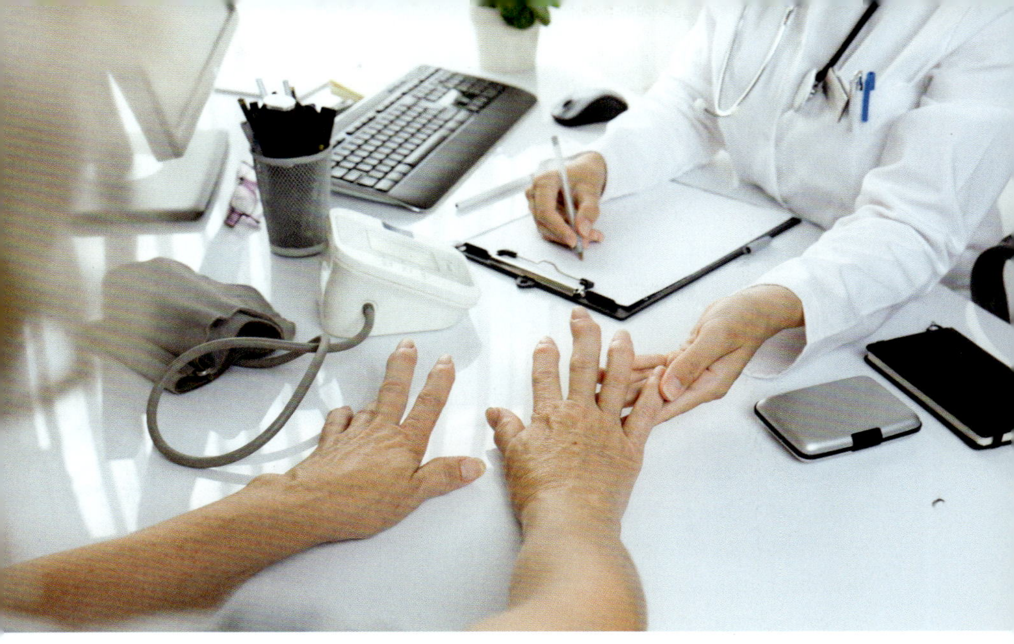

al. 2017). In einer früheren Studie, die über einen Zeitraum von 18 Monaten durchgeführt wurde, konnten mithilfe dieser Kombination die Osteoarthritissymptome im Knie reduziert werden (García-Padilla et al. 2015). Caamaño und ihre Kollegen verglichen daraufhin in einer Kurzzeit-Wirksamkeitsstudie die Ergebnisse bei einer intrazellulären Injektion einer Natronlösung, die mit zwei unterschiedlichen Calciumgluconatkonzentrationen kombiniert wurde, mit denjenigen nach der Gabe von Methylprednisolon – einer Substanz die zur Behandlung von Osteoarthritis gebraucht wird. Die Studie ergab, dass intraartikuläre Injektionen von Natron und Calciumgluconat eine kurzzeitige Linderung der Osteoarthritissymptome bewirken. Beide Behandlungen zeigen eine effektivere Wirkung als die Methylprednisoloninjektionen.

## Natron und Krebs

Krebs ist eine lebensgefährliche Erkrankung. Fest steht, dass die Schulmedizin im Kampf gegen die Krankheit große Dienste leistet. Immer mehr wirksame Krebstherapeutika kommen auf den Markt, und die Forschung tut ihr Bestes, Krebs irgendwann auf die Liste der heilbaren Krankheiten setzen zu können.

In Bezug auf die Heilung von Krebs mithilfe von Natron fällt häufig ein Name: Marc Sircus. Er hat sogar ein Buch darüber verfasst, das 2017 in deutscher Sprache erschienen ist (Sircus 2017). Der Inhalt ist umstritten. Sircus beschreibt, wie er Krebs mit einer Kombination aus Natron und Ahornsirup oder Zuckermelasse behandelt und damit effektiv Krebszellen vernichtet. Die Mischung verabreicht er seinen Patienten oral. Er bezieht sich darin unter anderem auch auf den ehemaligen Arzt Tullio Simoncini, der Natron direkt in die karzinösen Tumorregionen injiziert und behauptet, Krebs sei eine Pilzerkrankung – genauer gesagt eine *Candida-albicans*-Infektion. Am Ende verlor er aufgrund seiner Machenschaften die Zulassung.

Einige seriöse Forschungsergebnisse indizieren dennoch, dass Übersäuerung Krebs begünstigen kann. Aus diesem Grund beschäftigt sich eine Reihe von Wissenschaftlern mit der Wirkung von Natron bei Krebserkrankungen.

So haben beispielsweise Robert Gillies vom H. Lee Moffitt Cancer Center in Florida und seine Kollegen herausgefunden, dass Natron den pH-Wert im Tumorgewebe reguliert und so das Metastasenwachstum gehemmt werden kann (Gillies et al. 2009).

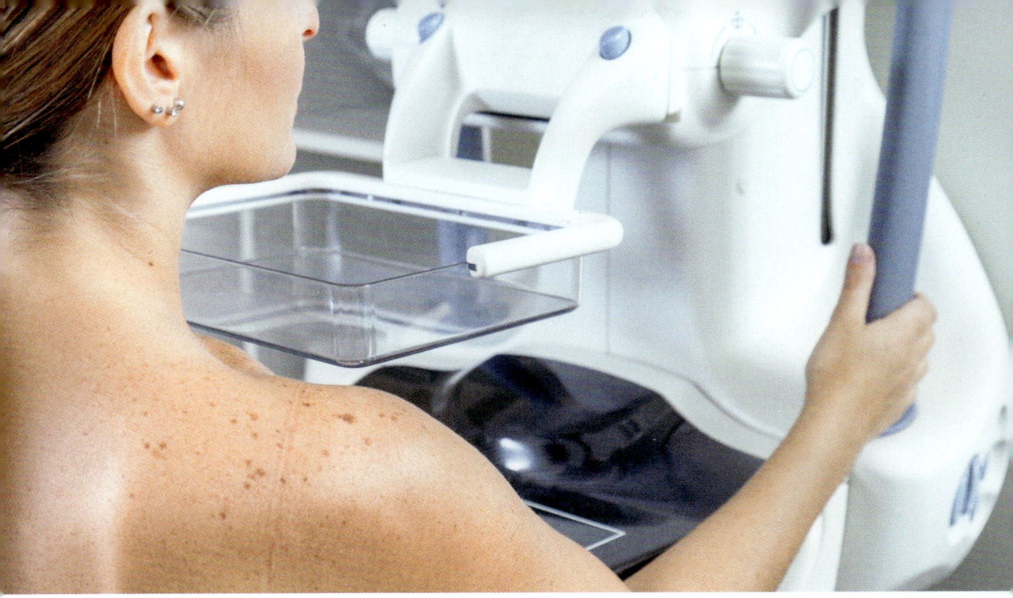

Im Jahr 2016 veröffentlichte Shari Pilon-Thomas eine Studie, in der er behauptet, dass die Erhöhung des pH-Werts im Tumorumfeld die Wirkung von einigen Krebsimmuntherapien verbessert. Pilon-Thomas und seine Kollegen (darunter auch Gilles) fanden heraus, dass eine saure Umgebung die Aktivität von T-Zellen (T-Lymphozyten) reduziert. Daraus schlussfolgerten sie, dass das Tumorwachstum durch die reaktivierten T-Zellen gehemmt werden kann, da diese durch die Neutralisation der sauren Umgebung den Tumor dann wieder in Schach halten können. Die Studie belegte die These, und die Autoren zeigten, dass ein saurer pH-Wert im Tumor signifikante immunsuppressive Effekte hat. Indem sie unter anderem mithilfe von Natron neutralisiert wurden, konnte die Antwort von Melanomen und Pankreas-Tumoren auf Immuntherapien verbessert werden (Pilon-Thomas et al. 2016).

Vor allem größere Tumore sind sauerstoffarm. Der Mangel an Sauerstoffzufuhr führt zu einer Übersäuerung, und die Zellen im Inneren hebeln einen wichtigen Mechanismus aus (mTORC1; Target of Rapamycin), der von Bedeutung für den Stoffwechsel und das Wachstum von Zellen ist. Hierdurch ist es ihnen schließlich möglich, ihre Stoffwechselaktivitäten zu unterbrechen und in einen Ruhezustand überzugehen, der sie resistent gegen Krebstherapeutika macht. Ein Forscherteam des Ludwig Instituts für Krebsforschung in New York um Chi Van Dang fand im Zuge einer Studie heraus (Pressemitteilung des Ludwig Cancer Research Centers 2018), dass mithilfe von Natron die Übersäuerung abgepuffert werden kann und infolgedessen die Zellen wieder aktiv werden und angreifbar sind. Allerdings fußen die Erkenntnisse auf Versuchen mit Mäusen mit Brust- und Dickdarmkrebs. Es bleibt also zu hoffen, dass beim Menschen die gleichen positiven Resultate eintreten.

Die angeführten Studien bilden nur eine exemplarische Auswahl der zahlreichen Untersuchungen, die auf diesem Feld durchgeführt wurden. Zusammenfassend ist zu sagen, dass auch andere Studien der Grundlagenforschung (zum Beispiel Parks et al. 2017; Granja et al. 2017; McIntyre et al. 2016; Ibrahim-Hashim et al. 2017) darauf hinweisen, dass der pH-Wert im Tumor durch die Gabe von Natron erhöht werden kann – womit einerseits ruhende Zellen aktiviert werden und der Tumor besser bekämpft werden und andererseits das Tumorwachstum sowie die Metastasierung beeinflusst werden können.

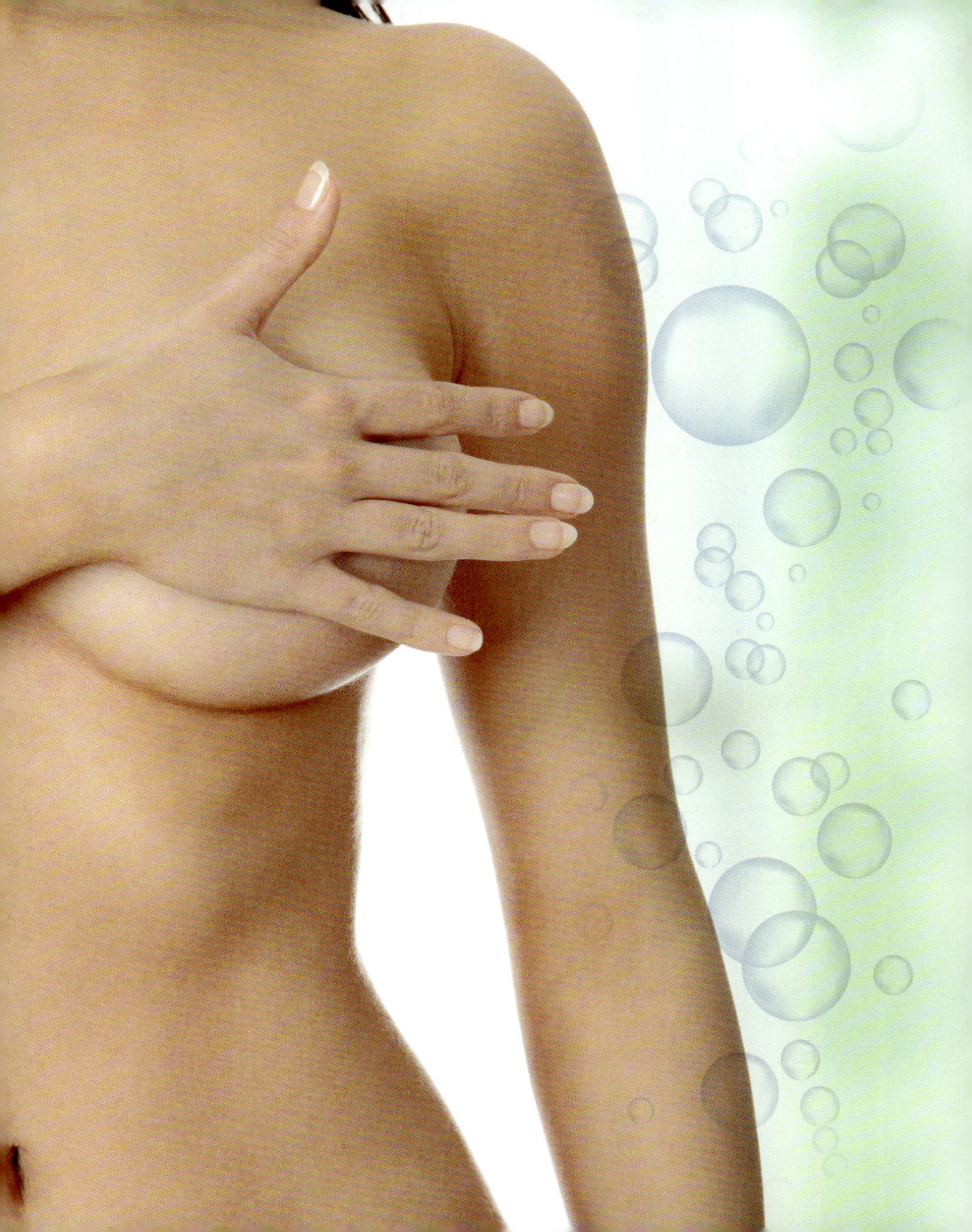

Klärungsbedarf herrscht allerdings noch darüber, wie Krebszellen ihren Stoffwechsel an die Umgebung anpassen. Auch muss noch mehr über den oben erwähnten Mechanismus mTORC1 und dessen Bedeutung für Krebstherapien erforscht werden. In welchem Maße und wie Natron das Wachstum von Tumoren beeinflusst, ist ebenfalls noch nicht klar. Darüber hinaus muss eruiert werden, wie viel Glykolyse die Krebszellen betreiben.

Auch wurden bisher nur Tierexperimente auf diesem Gebiet durchgeführt, deren Ergebnisse nicht ohne Weiteres auf den Menschen übertragen werden können. Klinische Studien am Menschen stehen bisher aus.

## Natron zur Leistungssteigerung

Einige Studien lassen den Schluss zu, dass Natron eine leistungssteigernde Wirkung bei Athleten hervorruft. Bei kurzen Belastungen (1-7 Minuten), die eine Anhäufung von Laktan evozieren, erhöht es die Leistung, indem es Laktat im Blut reduziert. Allerdings kann hierfür keine feste Dosis bestimmt werden, da die Wirkung von Mensch zu Mensch individuell ausfällt (Raschka und Ruf 2017).

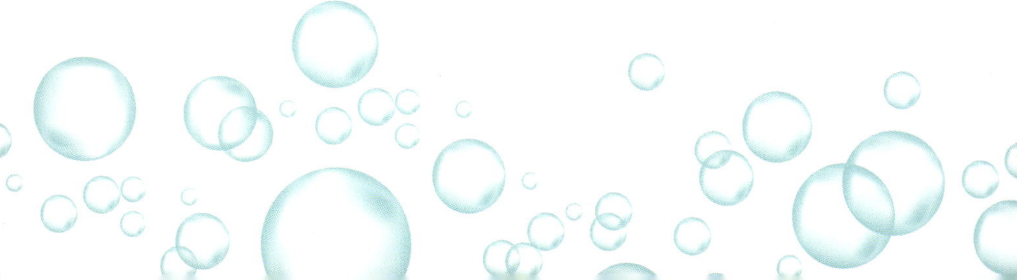

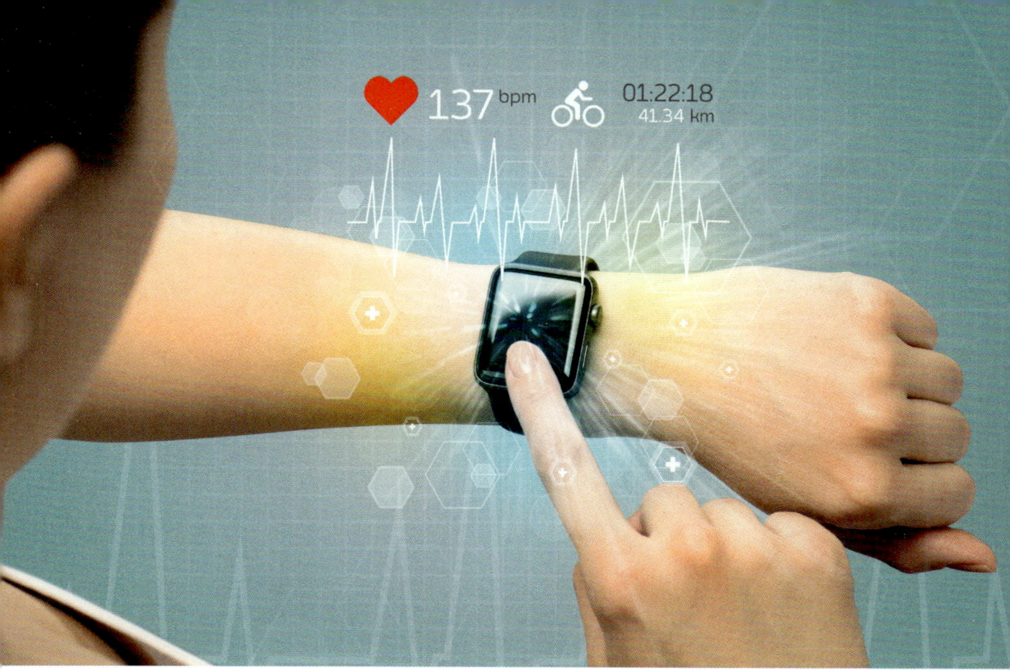


Auch Gough und seine Kollegen bestätigen, dass zu leistungsfördernden Zwecken eine individuelle Dosierung von Natron notwendig ist (Gough et al. 2017).

Dem pflichten auch andere Wissenschaftler bei und bemerken, dass die Forschung über die Effektivität von Natron in Training und Wettkampf sehr gegensätzliche Meinungen vertritt. Im Zuge einer Studie wurde deshalb eine Meta-Analyse der relevanten Untersuchungen durchgeführt, um Trainern sowie Athleten praktische Empfehlungen zur Anwendung der Substanz geben zu können. Insgesamt lässt sich sagen, dass der Einfluss von Natron auf die Leistung moderat ist und bei trainierten Athleten signifikant geringer ausfällt als bei Freizeitsportlern (Peart et al. 2012).

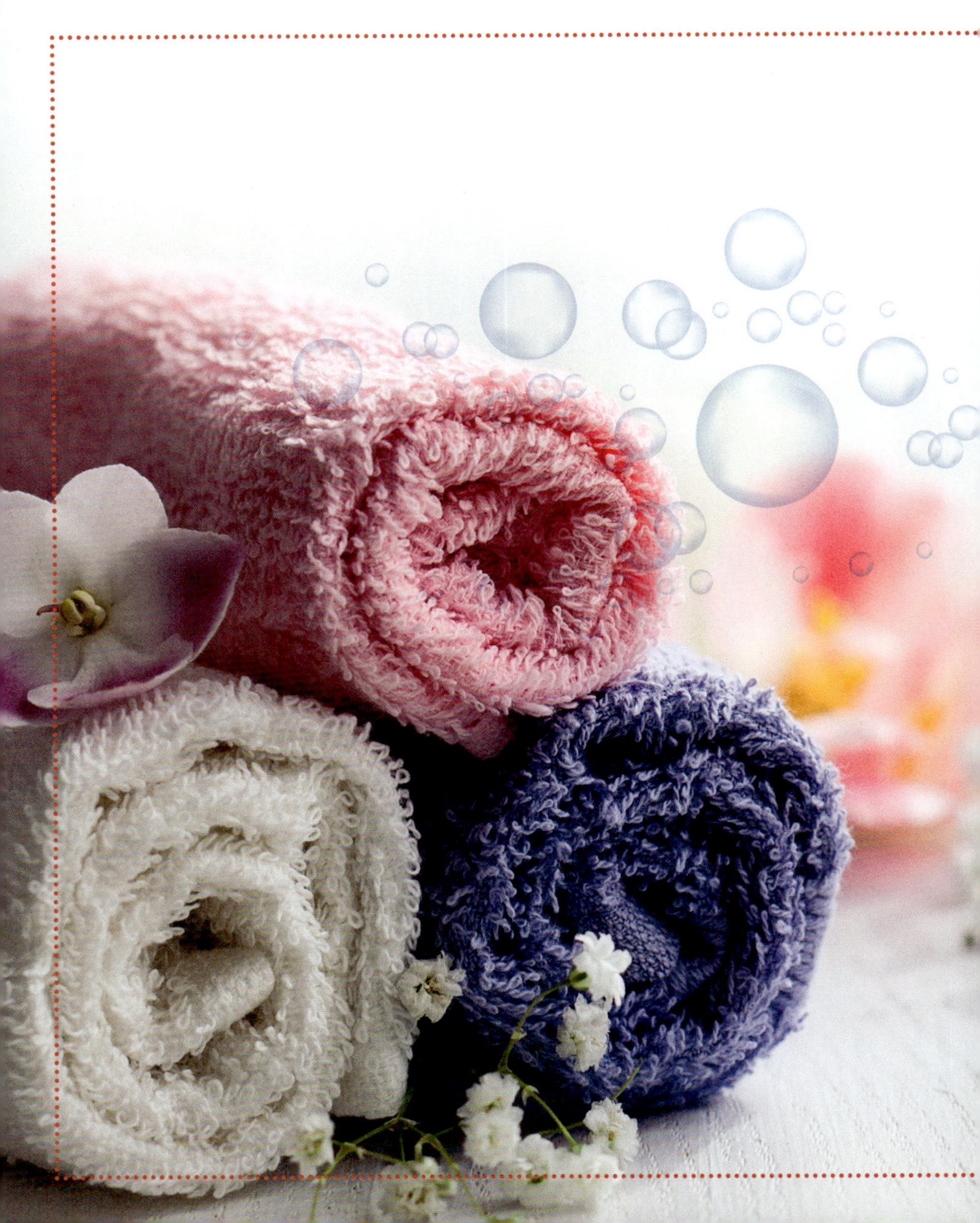

# Praxisteil Natrium-bicarbonat

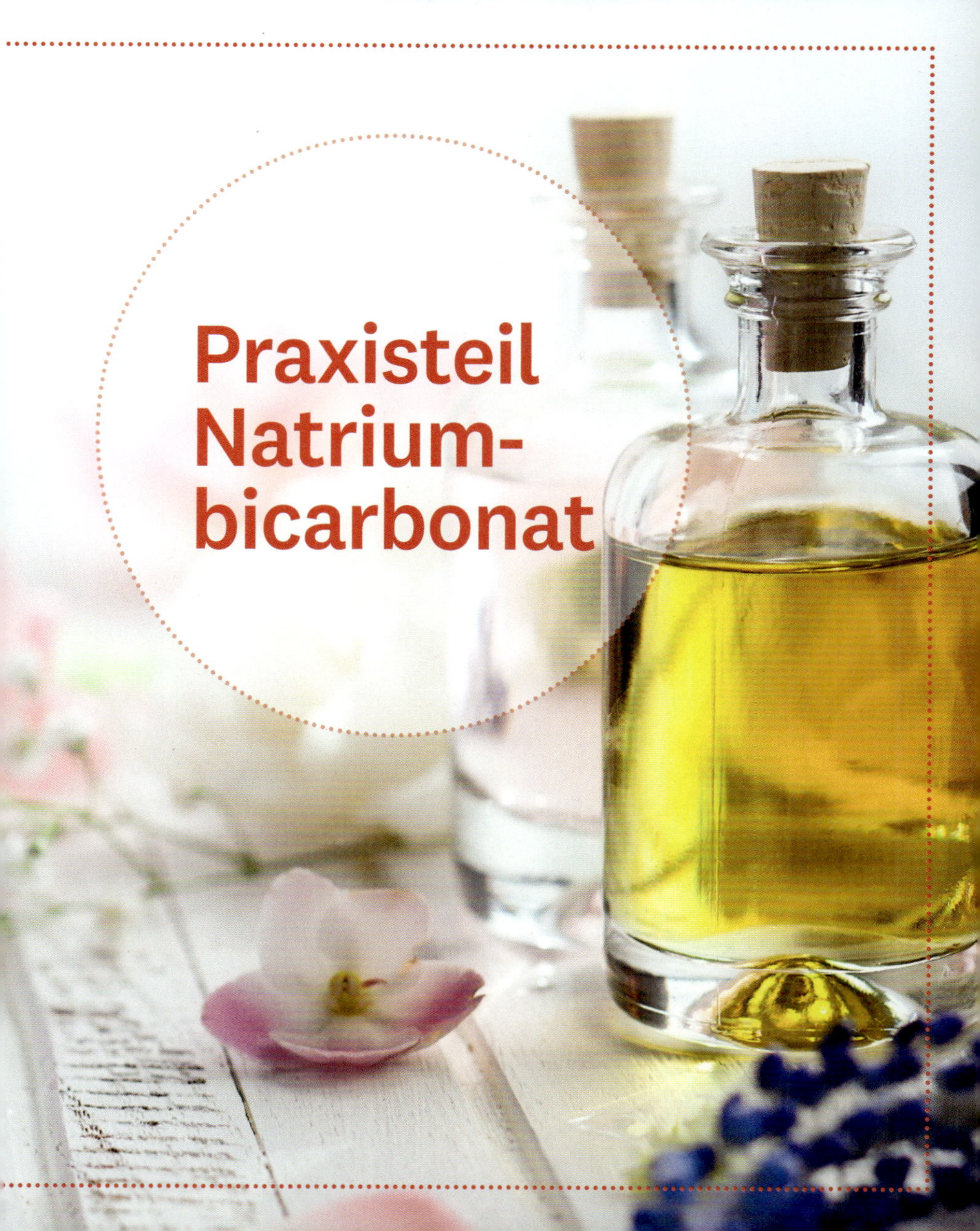

# Praxisteil Natriumbicarbonat

Natron (Speisenatron, Natriumbicarbonat, Natriumhydrogencarbonat) ist in jedem gut sortierten Supermarkt erhältlich und findet sich dort meistens bei den Backzutaten. In größeren Mengen lässt sich der Lebensmittelzusatzstoff (E 500ii) in Apotheken oder im Internet bestellen.

**Achtung:** Verwechslungen mit Soda (E 500i) oder Natriumhydroxyd (NaOH) müssen unbedingt vermieden werden, da diese Substanzen Verätzungen und andere schwere gesundheitliche Schädigungen hervorrufen können.

Natronmengen bis zu etwa 100 Gramm pro Liter lösen sich in zimmerwarmem Wasser relativ gut auf. Bei Temperaturen über 50 Grad findet ein chemischer Prozess statt, und die Substanz zersetzt sich in Soda (S. 14), Wasser und Kohlenstoffdioxid. Das ist auch der Grund, weshalb Natron als Backtriebmittel nützlich ist. Mit der Umwandlung in Soda verstärkt sich seine basische Wirkung. Das ist bei Anwendungen im Haushalt von Vorteil. Sofern die Substanz allerdings mit dem Körper in Berührung kommt, sollte sie aus gesundheitlichen Gründen ausschließlich mit Raumtemperatur angewendet werden.

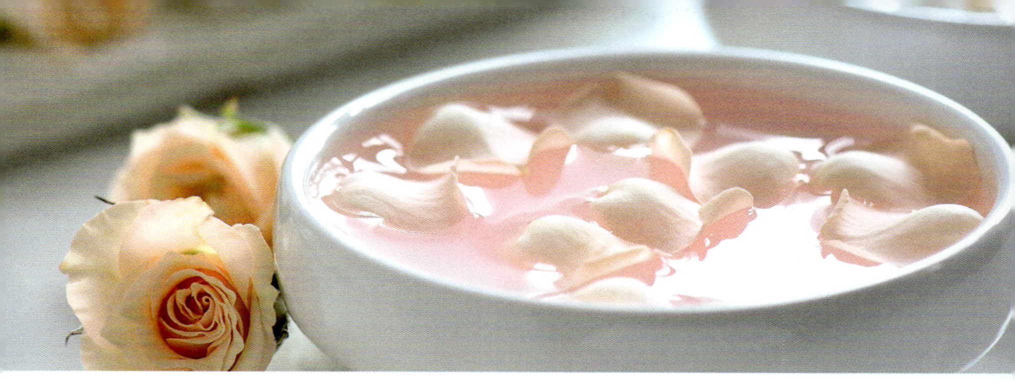

## Heilende Anwendungen

Natron wird in der Medizin zur Alkalisierung des Urins, als Antidot sowie als Diagnostikum und bei metabolischer Azidose angewendet. Bei Sodbrennen und Speiseröhrenentzündung wird der Wirkstoff in der Schulmedizin immer seltener eingesetzt. Hier wird inzwischen in der Regel auf säurebindende Mittel zurückgegriffen. Darüber hinaus ist Natron Bestandteil von Laxantien/Laxativa (Abführmitteln). Als Abführmittel wird Natron mit anderen Salzen kombiniert und beispielsweise zur Anregung der Stuhlentleerung vor Darmspiegelungen verordnet. Es kann in Form von Tabletten, Kapseln oder als Lösung (oral oder per Infusion) appliziert werden.

Zur Selbstanwendung empfiehlt sich die orale Anwendung von Natron. Als Badezusatz fördert es die Entsäuerung über die Haut und wirkt geringem Bluthochdruck oder arteriellen Durchblutungsstörungen entgegen.

Generell sollte jede Behandlung – egal ob innerlich oder äußerlich – im Vorfeld mit einem Arzt abgesprochen werden.

## Nebenwirkungen, Kontraindikationen und Wechselwirkungen

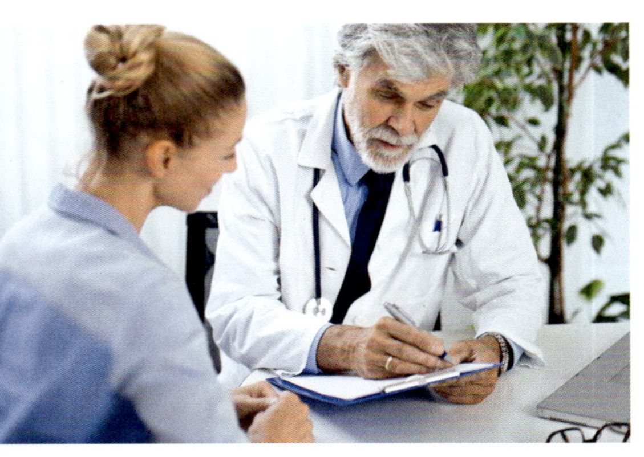

Natron ist bei sachgemäßer Anwendung zwar unbedenklich, verzeichnet aber trotzdem eine Reihe von Nebenwirkungen. Bei übermäßiger Einnahme kann es unter anderem Übelkeit, Erbrechen, Bauchschmerzen, Völlegefühl, Aufstoßen, Durchfall, Muskelschwäche und Krämpfe hervorrufen. Auf der Liste der möglichen Nebenwirkungen stehen ebenfalls: Calciummangel, Muskelschwäche, Bildung von Nierensteinen, Störungen des Elektrolytstoffwechsel, Bluthochdruck und Nervenstörungen. Außerdem kann eine langfristige Einnahme von Natron den Säureschutzmantel des Magens angreifen. Bei übermäßiger Zufuhr kann sich eine Azidose vorübergehend verschärfen.

Die Substanz ist bei hohem Blut-pH, verminderter Atemtätigkeit sowie Störungen des Wasserhaushalts kontraindiziert.

Bei der Anwendung über einen langen Zeitraum kann sich eine Störung des Wasserhaushalts entwickeln. In seltenen Fällen bilden sich Nierensteine. Darüber hinaus können die Calcium-Blutwerte fallen, und die Natrium-Blutsättigung kann ansteigen. Ersteres kann der Auslöser für Muskelkrämpfe und -schwäche sein.

Durch die erhöhte Natriumzufuhr ist ein Ansteigen des Blutdrucks möglich.

Kontraindikationen für die Substanz sind ein hoher Blut-pH, verminderte Atemtätigkeit, Säureverätzungen des Magens sowie Störungen des Wasserhaushalts.

Insbesondere während der Schwangerschaft und Stillzeit sollte die Anwendung von Natron im Vorfeld mit einem Arzt abgesprochen werden, da es den Mineralhaushalt sowie die Säure-Basen-Bilanz von Mutter und Kind beeinflusst.

Natron kann Wechselwirkungen mit einer Reihe von Arzneimitteln hervorrufen. Beispiele sind Anticholinergika, tri- und tetrazyklische Antidepressiva, Diuretika, Rezeptoren-Blocker, Barbiturate, Ciproflaxacin oder Mineralkortikoide. Falls Sie diese oder andere Medikamente einnehmen, empfiehlt es sich deshalb, mögliche Wechselwirkungen im Vorfeld abzuklären. Natron sollte prinzipiell frühestens 2 Stunden nach der Einnahme von Medikamenten appliziert werden.

### Warnhinweis

Wenn Sie Vorerkrankungen haben oder Medikamente einnehmen, sprechen Sie unbedingt vorab mit Ihrem Arzt, ehe Sie eine Natronkur beginnen. Zudem sollten Sie darauf achten, dass Sie Natron immer deutlich zeitversetzt zu den Mahlzeiten zu sich nehmen.

## Entzündungskrankheiten

Wer an Entzündungskrankheiten leidet, sollte einmal täglich einen Teelöffel Natron in einem Glas Wasser auflösen (etwa 250 Milliliter) und die Mischung in kleinen Schlucken zwei- bis dreimal pro Tag einnehmen, bis sich die Symptome legen. Natron hemmt zwar nachgewiesenermaßen Entzündungen, allerdings können Entzündungskrankheiten wie beispielsweise Blasenentzündung zu schweren Problemen führen. Aus diesem Grund empfiehlt es sich in jedem Fall, einen Arzt aufzusuchen und gegebenenfalls weitere Therapiemaßnahmen hinzuzuziehen. Ebenso wird von einer langfristigen Einnahme abgeraten.

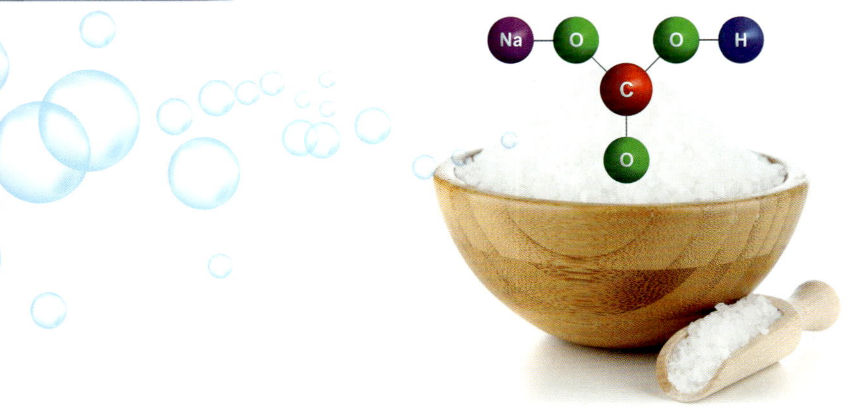

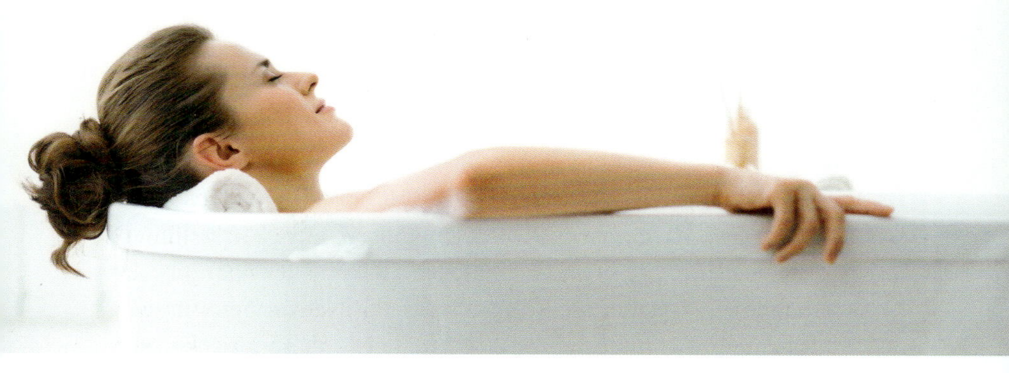

## Entsäuerung über die Haut

Natronbäder reduzieren Anhäufungen von Säureschlacken sowie Toxinen und leisten so einen wertvollen Beitrag zur Entsäuerung. Sie wirken entspannend, sodass man mit ihnen ideal den Tag ausklingen lassen kann. Folgendes gilt es bei einem Basenbad zu beachten:

- Achten Sie darauf, dass die Wassertemperatur 37° C nicht übersteigt.
- Das Badewasser sollte nach der Zugabe des Natronzusatzes einen pH-Wert von 8,5 bis 9,0 haben. So entsäuert es am effektivsten. Um dies zu kontrollieren, können Sie einen pH-Teststreifen verwenden. Sollte der angezeigte pH-Wert zu gering ausfallen, geben Sie einfach noch ein wenig basischen Badezusatz ins Wasser, bis der optimale Wert erreicht ist.
- Fügen Sie dem Natronbad kein gewöhnliches Schaumbad hinzu, denn dies kann zu Wechselwirkungen und Hautreizungen führen.

- Es ist sinnvoll, die Verträglichkeit von dem Natronbad hinzugefügten natürlichen Ölen in 1-prozentiger Verdünnung in Ihrer Armbeuge vorab zu testen, um allergische Reaktionen zu vermeiden.
- Es wird eine Badezeit von 40–45 Minuten empfohlen, da die Säureausscheidung über die Haut erst nach 30 Minuten einsetzt.
- Nehmen Sie sich eine Flasche carbonatreiches stilles Wasser oder einen basischen Tee mit an die Badewanne, denn ein Natronbad kann leicht durstig machen.
- Achten Sie auf frische Luftzufuhr. Öffnen Sie deshalb das Badezimmerfenster oder die Badezimmertür einen Spalt.
- Legen Sie sich vor dem Baden ein Handtuch zurecht, das Sie zu einer Kopfstütze rollen und beim Baden einfach unter den Nacken legen. Das beugt Verspannungen im Nackenbereich vor.

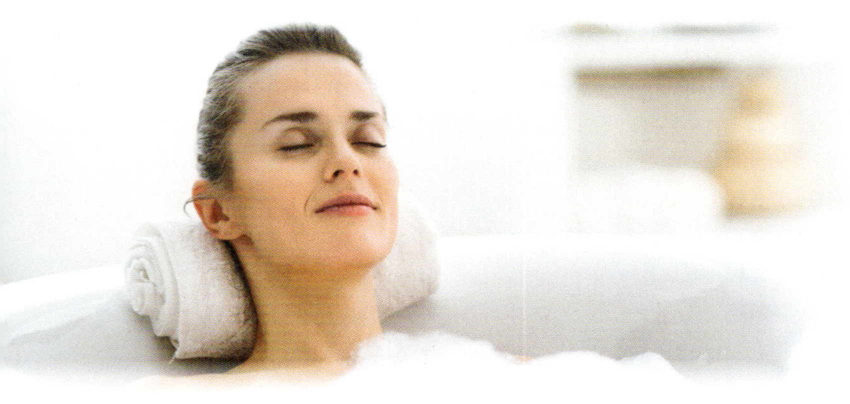

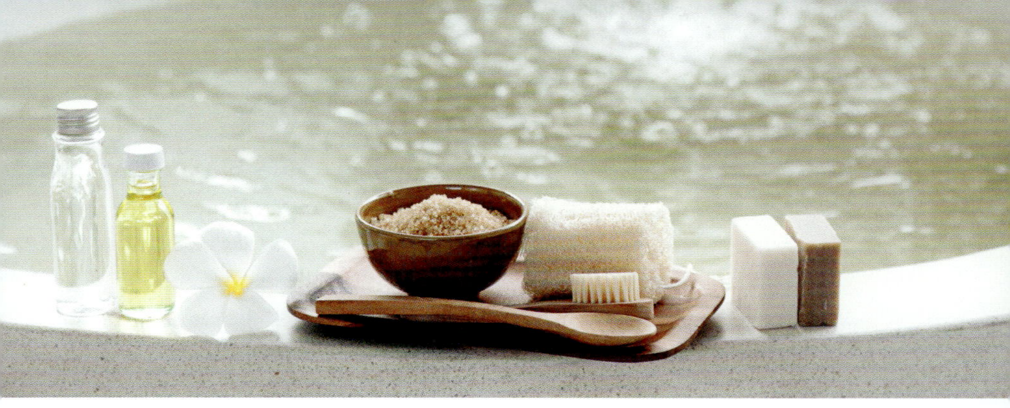

- Tupfen Sie sich nach dem Natronbad nur sanft trocken. So fördern Sie auch außerhalb der Badewanne in den nächsten Stunden noch das Ausleiten der Säuren über die Haut.
- Bei chronischem Stress oder während eines Entsäuerungsprogramms kann man über einen Zeitraum von 4 Wochen zwei- bis dreimal wöchentlich ein solches Kurbad nehmen. Danach reicht eine einmalige Anwendung pro Woche.
- Nach einem Natronbad bietet sich eine Massage an. Hierzu am besten ein biologisches Kokosöl oder eine basische Körperlotion verwenden. Beides ist in gut sortierten Apotheken erhältlich. Konventionelle Produkte sind hier nicht geeignet, da sie Wechselwirkungen herbeiführen können und beispielsweise ein Säurestau entstehen kann. Wenden Sie Parfums, Cremes und andere konventionelle Pflegeprodukte deshalb erst einige Stunden nach dem Bad wieder an.
- Setzen Sie die Entspannung auch nach dem Natronbad fort und vermeiden Sie nervenaufreibende Aktivitäten.

Als ergänzender Badezusatz zum Natron empfehlen sich ätherische Öle in Bioqualität. Sie sorgen nicht nur für ein angenehmes Badeerlebnis, sondern besitzen auch bestimmte Wirkeigenschaften, die einen günstigen Einfluss auf das Wohlbefinden haben:

- **Anis** lindert Regelschmerzen, entspannt und soll schöne Träume bescheren.
- **Bergamotte** wirkt stimmungsaufhellend und wirkt in Kombination mit Rosmarin belebend.
- **Eichenrinde** fördert die Durchblutung, kräftigt die Haut und hilft bei Hämorrhoiden.
- **Eukalyptus** wirkt anregend, aufmunternd und konzentrationsfördernd, öffnet die Atemwege und weitet die Bronchien.
- **Fenchel** enthält östrogenartige Wirkstoffe (Phytoöstrogene) und hilft bei Frauenleiden sowie Bauchschmerzen.
- **Fichtennadel** hat eine beruhigende Wirkung und stärkt die Nerven.
- **Johanniskraut** schafft Abhilfe bei Schmerzen, Krämpfen oder Depressionen und beruhigt.
- **Kamille** beruhigt und wirkt krampflösend, lindert Erkrankungen und Entzündungen im Anal-/Genitalbereich, fördert die Wundheilung und hilft bei bakteriellen Hauterkrankungen.

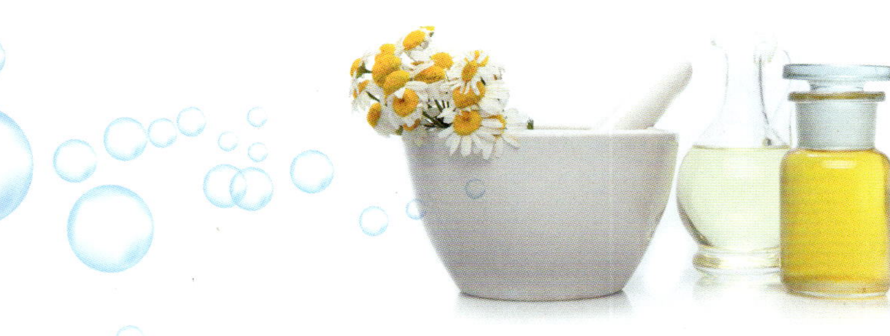

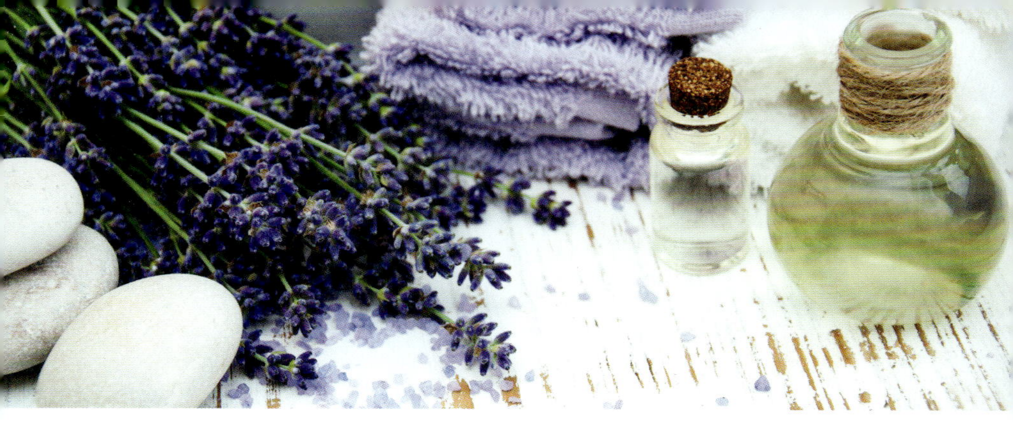

- **Lavendelöl** fördert Entschlackung, Zellerneuerung und Durchblutung.
- **Limette** lindert Angstzustände, Antriebsschwäche, Depressionen, Konzentrationsstörungen, Schmerzen, exzessives Schwitzen und Stress.
- **Majoran** schafft Abhilfe bei Schlafstörungen, innerer Unruhe und Schmerzen.
- **Melisse** besitzt kühlende Eigenschaften, wird für ihre günstige Wirkung bei nervösen Erschöpfungszuständen, Herzrhythmusstörungen, Angst und innerer Unruhe geschätzt.
- **Pfefferminze** wirkt entzündungshemmend, hilft bei Magen-Darm-Beschwerden, Migräne und Kopfschmerz.
- **Rose** wirkt gegen Nervosität und stimmungsaufhellend.
- **Rosmarin** ist durchblutungsfördernd und hat eine positive Wirkung auf Herz, Kreislauf, Leber und Galle. Bei Problemen mit Gelenken und Wirbeln kann es ebenfalls Abhilfe schaffen.
- **Salbei** wirkt Schweißbildung entgegen, lindert Hitzewallungen, Gelenk- und Muskelschmerzen sowie Rheuma und gleicht den Hormonhaushalt aus.

- **Sandelholz** entspannt, hilft gegen Schlaflosigkeit, belebt und hilft bei depressiven Verstimmungen.
- **Schafgarbe** hilft bei Rückenschmerzen, Wunden, Durchblutungsstörungen und Frauenbeschwerden.
- **Zitrone** steigert die Konzentration, stärkt das Gedächtnis, belebt und erfrischt.

Für ein Basenbad werden 100 Gramm Natron und 10 Tropfen ätherisches Öl mit dem Badewasser vermengt. Auf S. 99 bis S. 101 finden Sie einige Rezepte, die Ihnen als Inspiration dienen können.

## Wichtiger Hinweis

Bei erhöhtem Blutdruck sollten Sie Badetemperaturen über 37° C unbedingt vermeiden, da das Herz ansonsten belastet wird. Natronbäder sind bei gestörter Atemfunktion, Hauterkrankungen unklarer Ursache, starkem Bluthochdruck sowie schweren Herz-Kreislauf-Erkrankungen kontraindiziert.

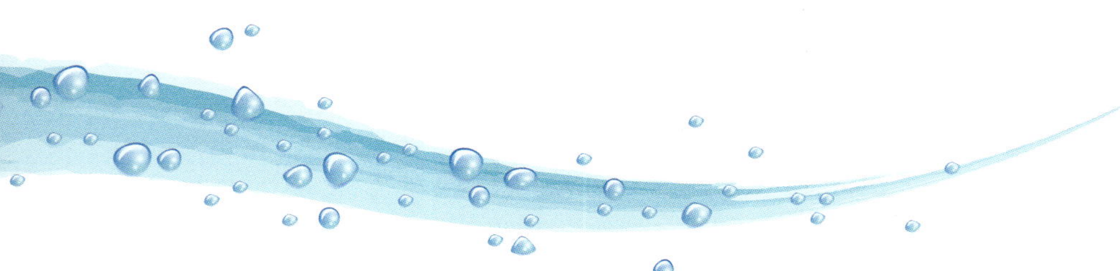

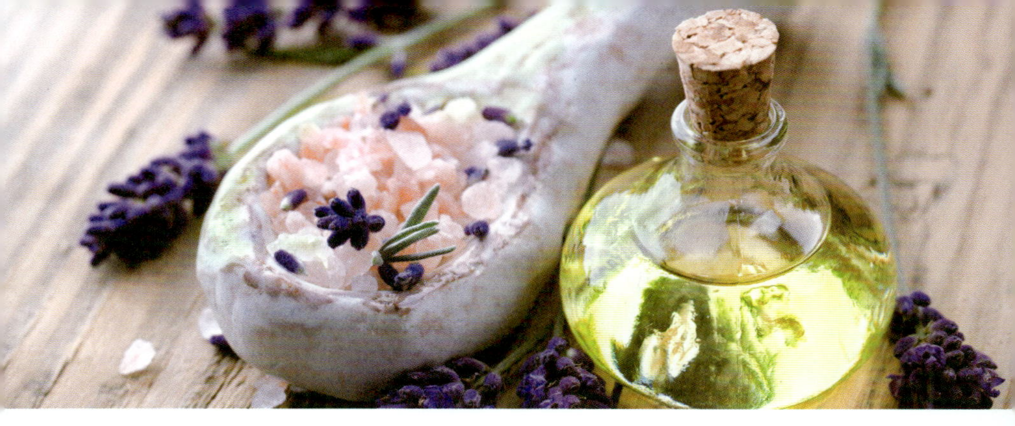

## Basisches Natron-Lavendel-Bad

**Zutaten**
100 g Natron
5 Tropfen Lavendelöl

**Badetemperatur**
etwa 37° C

**Badedauer**
45 Minuten

✿ Lassen Sie das Badewasser ein und achten Sie darauf, dass die Wassertemperatur etwa 37° C beträgt.
✿ Inzwischen das Natron in eine Schüssel geben und mit 0,5 Liter 35° C warmem Wasser vermengen. Sobald sich das Natron vollständig aufgelöst hat, gießen Sie die Mischung in das Badewasser. Anschließend träufeln Sie 5 Tropfen Lavendelöl in die Wanne und verteilen es mit der Hand.
✿ Jetzt steigen Sie in die Wanne, lehnen sich zurück, schließen die Augen und verabschieden sich für 45 Minuten vom stressigen Alltag!

# Basisches Natron-Zitronen-Rosmarin-Bad

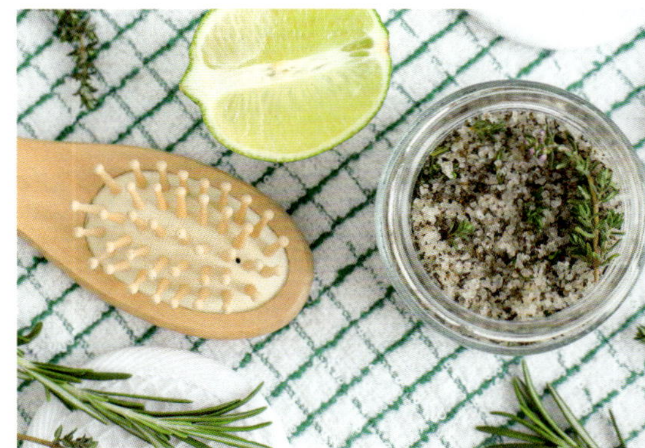

**Zutaten**
100 g Natron
3 Tropfen Rosmarinöl
3 Tropfen Zitronenöl
1 Rosmarinzweiglein

**Badetemperatur**
etwa 37° C

**Badedauer**
45 Minuten

✿ Lassen Sie das Badewasser ein und achten Sie darauf, dass die Wassertemperatur etwa 37° C beträgt.

✿ Nun den Rosmarinzweig waschen und trockenschütteln. Dann die Blätter abzupfen, leicht mit dem Mörser zerstoßen und in die Wanne geben. Danach 0,5 Liter 35° C warmes Wasser in eine Schüssel gießen und mit dem Natron vermischen, bis sich das Natron aufgelöst hat. Gießen Sie die Mischung dann ebenfalls in das Badewasser. Anschließend die ätherischen Öle in die Wanne träufeln und mit der Hand verteilen.

✿ Jetzt steht Ihrem Entspannungsbad nichts mehr im Weg!

# Basisches Natron-Rosen-Sandelholz-Bad

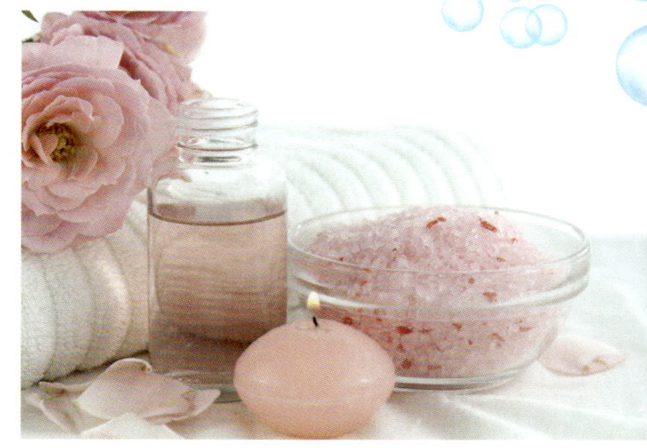

**Zutaten**
100 g Natron
3 Tropfen Rosenöl
2 Tropfen Sandelholzöl
1 Handvoll unbehandelte Rosenblätter (Bioqualität)

**Badetemperatur**
etwa 37° C

**Badedauer**
45 Minuten

✿ Lassen Sie das Badewasser ein und achten Sie darauf, dass die Wassertemperatur etwa 37° C beträgt.

✿ Anschließend das Natron in 0,5 Liter 35° C warmem Wasser in einer Schüssel auflösen. Danach geben Sie die Mischung in das Badewasser. Nun fügen Sie die Rosenblätter und das Rosen- sowie das Sandelholzöl hinzu. Das Ganze anschließend mit der Hand verteilen.

✿ Jetzt wird es Zeit, in die Wanne zu steigen. Lehnen Sie sich zurück, schließen Sie die Augen und verabschieden Sie sich für 45 Minuten vom stressigen Alltag!

## Grundrezept für Natron-Badebomben

**Zutaten**

400 g Natron
200 g Zitronensäurepulver
100 g Speisestärke
150 g Kokosfett oder Sheabutter
20 Tropfen ätherisches Öl nach Wahl (siehe S. 96)
einige getrocknete Blütenblätter (zum Beispiel Rose, Hibiskus, Ringelblume, Lavendel oder Flieder)

**Herstellung**

- Zunächst das Natron mit der Speisestärke und der Zitronensäure vermengen. Danach können die Blütenblätter mit den Händen oder im Mörser auf die gewünschte Größe zerkleinert und schließlich der Mischung beigegeben werden.
- Anschließend die Fettkomponente (Kokosfett oder Sheabutter) in einem separaten Gefäß mit den ätherischen Ölen verrühren.
- Danach werden die trockene und die fette Mischung behutsam vermischt. Am Ende sollte eine homogene Masse entstehen, die in ihrer Konsistenz Mürbteig ähnelt. Bei Bedarf kann noch etwas flüssiges Fett beziehungsweise ein wenig Speisestärke hinzugefügt werden.
- Jetzt wird es Zeit, die Badebomben zu formen. Viel Spaß dabei!

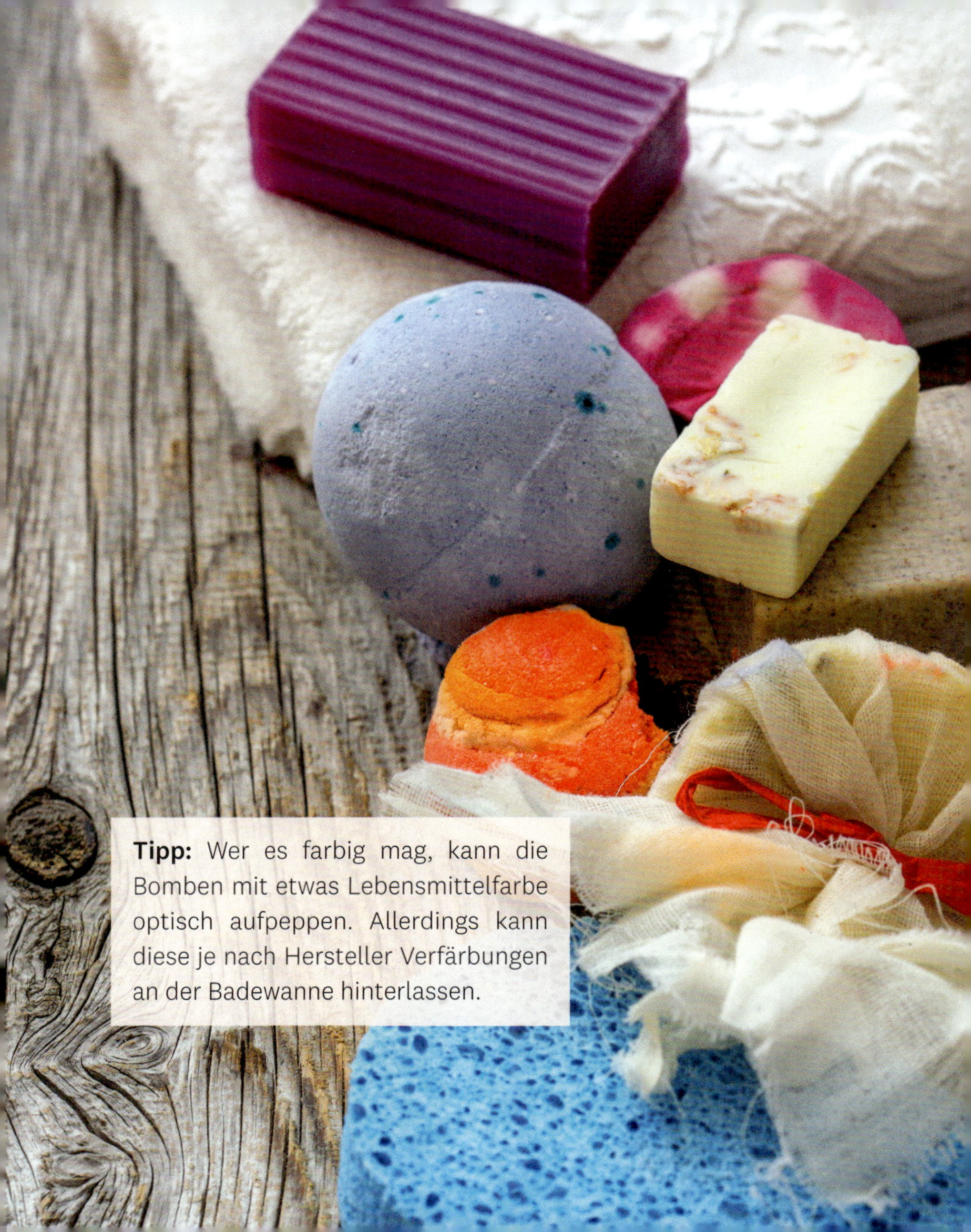

**Tipp:** Wer es farbig mag, kann die Bomben mit etwas Lebensmittelfarbe optisch aufpeppen. Allerdings kann diese je nach Hersteller Verfärbungen an der Badewanne hinterlassen.

## Fußpilz und Schweißfüße

Bei Fußpilz und Schweißfüßen können regelmäßige Natronfußbäder Abhilfe schaffen. Geben Sie 50–75 Gramm Natron in eine Schüssel mit 0,5 Liter warmem Wasser und verrühren Sie alles, bis sich das Natron vollständig aufgelöst hat. Dann geben Sie das Ganze in eine Fußwanne und gießen 1-1½ Liter warmes Wasser hinzu. Zusätzlich kann die Wirkung durch die Beigabe von Kräuterabsud unterstützt werden. Eine desodorierende Wirkung haben beispielsweise Rosmarin, Salbei, Stieleichenrinde oder Huflattich. Bei Pilzbefall kann die Zugabe von 150 Millilitern Apfelessig hilfreich sein.

Die Badezeit beträgt 15–20 Minuten. Danach werden die Füße trockengetupft. Gehen Sie insbesondere zwischen den Zehen sorgfältig vor.

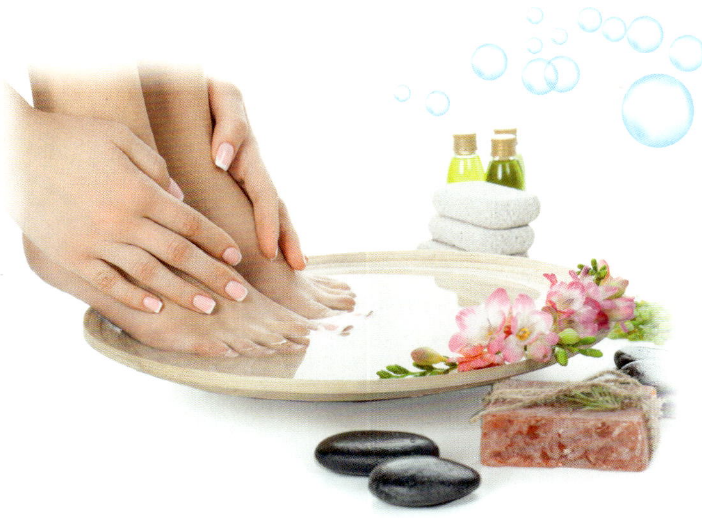

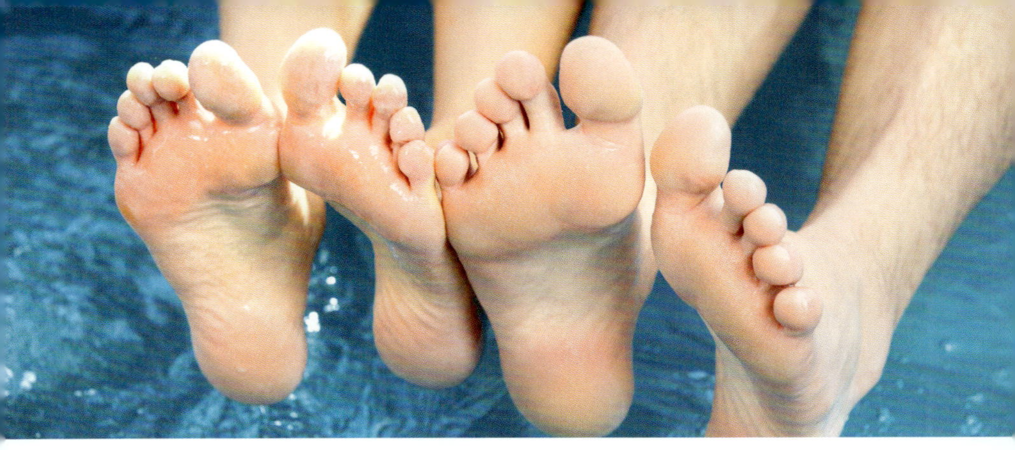

## Grundrezept für Fußbadesud aus getrockneten/frischen Kräutern

½ Handvoll Kräutermischung in 0,75 Liter Wasser geben, 15 Minuten lang zugedeckt kochen lassen und den Sud in das wohltemperierte Fußbad geben.

## Deo für die Schuhe

Frischer Duft lässt sich mithilfe eines Natronschuhdeos in Schuhe zaubern. Hierfür einfach 160 Milliliter abgekochtes Wasser, 40 Milliliter 40- bis 50-prozentigen Alkohol, einen Teelöffel Natron und 10–12 Tropfen ätherisches Lemongrass-Öl in eine Sprühflasche geben. Diese fest verschließen und so lange schütteln, bis sich alles vermengt hat. Das Schuhdeo kann sofort angewendet und in die Schuhe gesprüht werden, die Schuhe sind nach dem Trocknen wieder einsatzbereit.

## Geschwollene oder müde Beine

Umschläge mit Minzsud und Natron regen die Durchblutung an und helfen bei Flüssigkeitsretention (Störungen des Wasserhaushaltes). Außerdem wirkt die Anwendung präventiv gegen Krampfadern. Hierfür 2 Esslöffel getrocknete Minze in einen Topf mit einem Liter Wasser geben. Das Ganze aufkochen und zugedeckt weitere 10 Minuten kochen lassen. Den Sud abkühlen und 2 Esslöffel Natron unterrühren. Nun ein sauberes Leintuch nehmen und in der Mischung tränken, dann damit den Sud auf die Beine auftragen und die Beine massieren (siehe S. 156). Die Anwendung erfolgt am besten vor dem Zubettgehen.

## Halsschmerzen

Halsschmerzen können unterschiedliche Ursachen haben. Häufig treten sie infolge von Erkältung, Grippe, Mandelentzündung, Scharlach, Pfeifferschem Drüsenfieber oder äußeren Reizen auf. Aus diesem Grund sollte die Ursache stets von einem Arzt abgeklärt werden und dann eine entsprechende Therapie erfolgen. Als komplementäre Maßnahme empfiehlt sich dreimal tägliches Gurgeln mit einer Natronlösung aus einem Teelöffel Natron und 200 Millilitern Wasser. Um die Säure-Basen-Balance auf Trab zu bringen und so Entzündungen zu hemmen, kann außerdem täglich ein Glas Wasser mit einem Teelöffel gelöstem Natron getrunken werden (siehe S. 18).

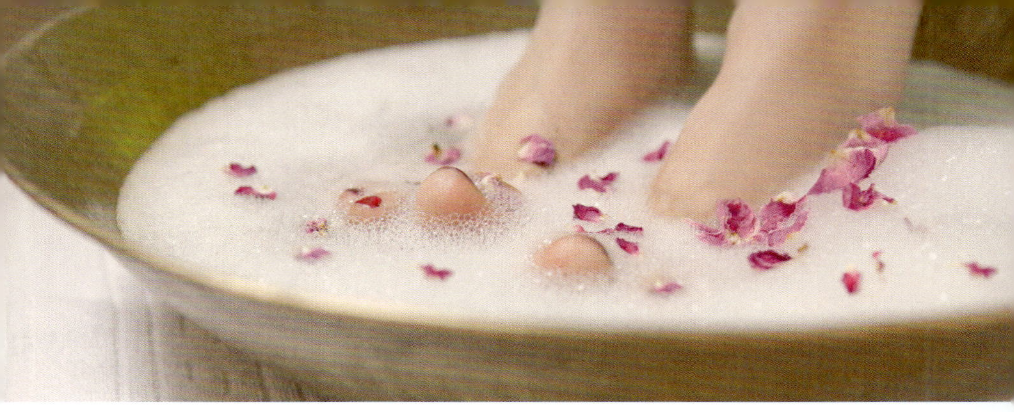

## Hühneraugen und Warzen

Stellen Sie eine dicke Paste aus drei Esslöffeln Natron und ein wenig Wasser her und geben Sie diese auf die Hühneraugen. Lassen Sie die Paste dann trocknen und spülen Sie sie dann mit klarem Wasser ab. Die Anwendung erfolgt täglich, bis die Hühneraugen oder Warzen verschwunden sind. Das kann allerdings einige Zeit dauern.

## Insektenstich

Je nach Art des Stichs treten mehr oder weniger starke Schwellungen und Rötungen, Quaddeln, Juckreiz bis hin zu starken stechenden oder brennenden Schmerzen auf. Natron kann den Juckreiz und eventuelle Entzündungen lindern. Die Anwendung erfolgt entweder mit einem Wickel (siehe S. 110), der auf die betroffene Stelle gelegt wird, oder mithilfe einer Paste (siehe S. 112). Außerdem hilft es, etwas Natron auf eine aufgeschnittene Zwiebel zu streuen und diese dann auf die Einstichstelle zu legen.

## Lippenherpes

Im Zuge von Fiebererkrankungen oder psychischer Belastung kann Lippenherpes auftreten. Die Bläschen lassen sich mithilfe einer dicken Natronpaste lindern. Diese wird vor dem Zubettgehen aufgetragen und nach dem Aufstehen mit klarem Wasser entfernt.

## Nasenspülung bei Sinusitis oder Heuschnupfen/Allergien

Während bei einer Sinusitis (Nasennebenhöhlenentzündung) eine durch Keime verursachte entzündliche Veränderung der Schleimhaut der Nasennebenhöhlen vorliegt, handelt es sich bei Heuschnupfen um eine entzündliche, vom körpereigenen Abwehrsystem vermittelte Erkrankung, die durch Allergene hervorgerufen wird. Regelmäßige Nasenspülungen mithilfe einer Nasendusche können in beiden Fällen Abhilfe schaffen. Für die Spülung werden 200 Milliliter warmes Wasser mit 0,5 Gramm Natron und 1,3 Gramm Kochsalz vermischt, bis sich Natron und Kochsalz vollständig aufgelöst haben.

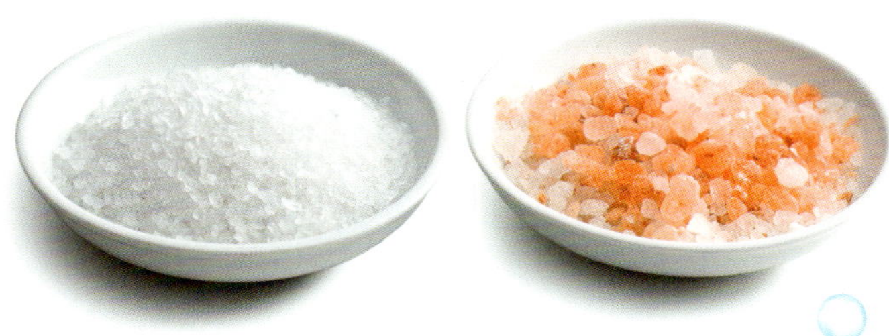

## Hinweise zur Anwendung einer Nasendusche

Der Nasenaufsatz wird an ein Nasenloch gesetzt. Anschließend beugen Sie den Kopf nach vorne über das Waschbecken. Öffnen Sie den Mund und beginnen Sie nun mit der Spülung, indem Sie die Nasendusche leicht kippen. Spülen Sie so lange, bis die Lösung durch das andere Nasenloch abfließt. Führen Sie die Anwendung täglich durch.

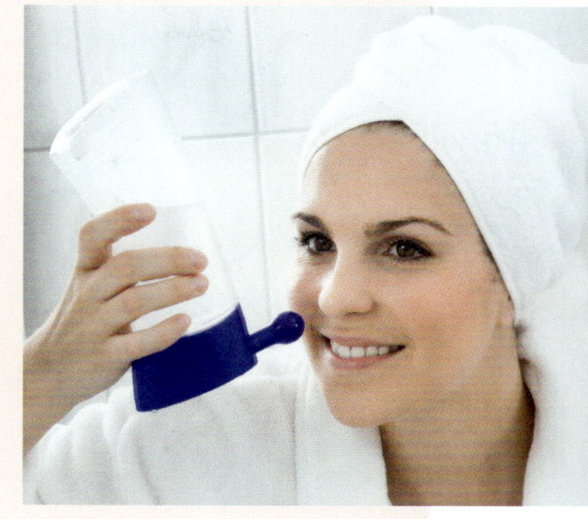

**Hinweis:** Da sich Keime in der Nasendusche ansammeln können, sollte diese unbedingt nach jeder Anwendung sorgfältig gereinigt und anschließend getrocknet werden. Ebenso sollte sie regelmäßig erneuert werden, da der Kunststoff des Behälters porös werden kann und somit Keimansammlungen möglich sind.

## Sodbrennen

Um die überschüssige Magensäure bei Sodbrennen zu neutralisieren, wird ein Teelöffel Natron in einem Glas Wasser aufgelöst und die Mischung etwa 15–30 Minuten nach der letzten Mahlzeit in kleinen Schlucken getrunken.

**Hinweis:** Die Einnahme von Natron bei Sodbrennen ist keine Langzeitlösung! Hier wird nur das Symptom und nicht die Ursache bekämpft. Darüber hinaus können durch die Neutralisierung des sauren Magensaftes die Magenzellen angeregt werden, was zu erneuter und verstärkter Bildung von Magensäure führt. Die Folge ist eine starke Übersäuerung.

## Sonnenbrand

Da bei Sonnenbrand eine akute Entzündung der Haut vorliegt, kann auch hier Natron die Schmerzen und Symptome lindern. Die betroffenen Stellen werden mit kühlen Wickeln behandelt. Für den Wickel ein sauberes Leintuch in einer Mischung aus 1–2 Teelöffeln Natron und einem Liter Wasser tränken, auswringen und das Ganze auf die Haut auflegen. Sobald der Wickel warm wird, wird dieser erneuert. Die Haut wird danach nur sanft trockengetupft. So kann das Natron nachwirken.

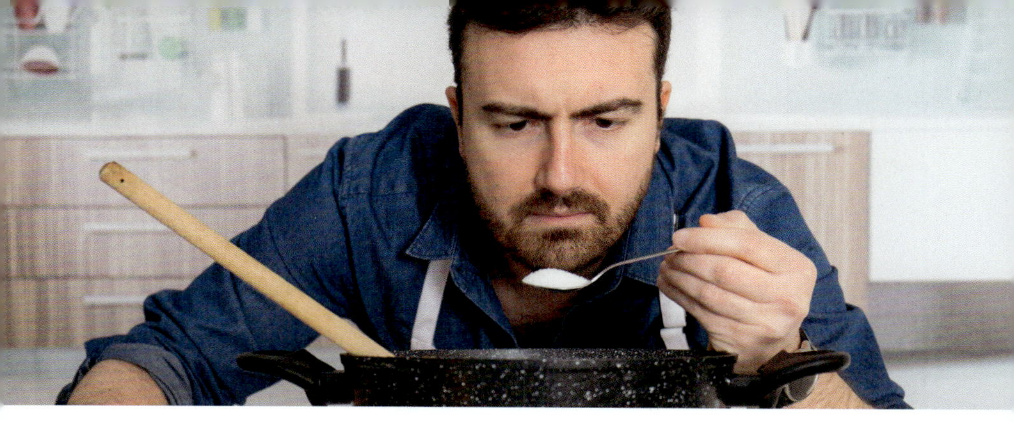

## Übelkeit und Völlegefühl

Bei akuter Übelkeit oder Völlegefühl hilft es, einen Teelöffel Natron in 200 Millilitern Wasser aufzulösen und die Mischung in kleinen Schlucken zu trinken.

## Verbrennungen

Bei leichten Verbrennungen können die betroffenen Hautpartien mit einem Natronwickel beruhigt werden. Hierfür werden 1–2 Teelöffel Natron in 250 Millilitern Wasser aufgelöst, anschließend wird ein sauberes Leintuch darin getränkt und auf die betroffene Stelle gelegt. Der Wickel wird erneuert, sobald er antrocknet.

## Verschleimter Hals

Ist der Hals verschleimt, führt das zu Räuspern und Husten. Der Schleim lässt sich durch mehrmaliges tägliches Gurgeln von einer Mischung aus 200 Millilitern Wasser mit einem Teelöffel Natron lösen.

## Kosmetische Anwendungen

Natriumcarbonat ist ein wahres Schönheitselixier. Natronpeeling sorgt für seidige Haut, ein Deodorant aus der Substanz für guten Körpergeruch, und als Haarpflegemittel verwendet zaubert die Verbindung geschmeidiges Haar. Die Anwendungen sind schonend und frei von chemischen Zusatzstoffen, die Umwelt und Mensch belasten.

### Anti-Schuppenmittel

Gegen Schuppen hilft ein Haarwasser aus 2 Teelöffeln Natron und 250 Millilitern Wasser. Massieren Sie das Haarwasser einmal pro Woche in die Kopfhaut ein und spülen Sie es anschließend mit klarem, warmem Wasser aus.

### Augenringe-Entferner

Gegen dunkle Augenringe hilft eine Behandlung mit Natronpaste. Hierfür wird tröpfchenweise Wasser in 1½–2 Teelöffel Natron gerührt, bis eine homogene Paste entsteht. Die Paste kann entweder direkt mit einer Cremespachtel vorsichtig auf die Augenringe gestrichen werden, oder sie wird zuvor auf halbierte Wattepads gegeben, die dann unter den Augen (auf den Augenringen) platziert werden. Die Einwirkzeit beträgt maximal 15 Minuten. Starten Sie bei der ersten Behandlung mit 5 Minuten und arbeiten Sie sich

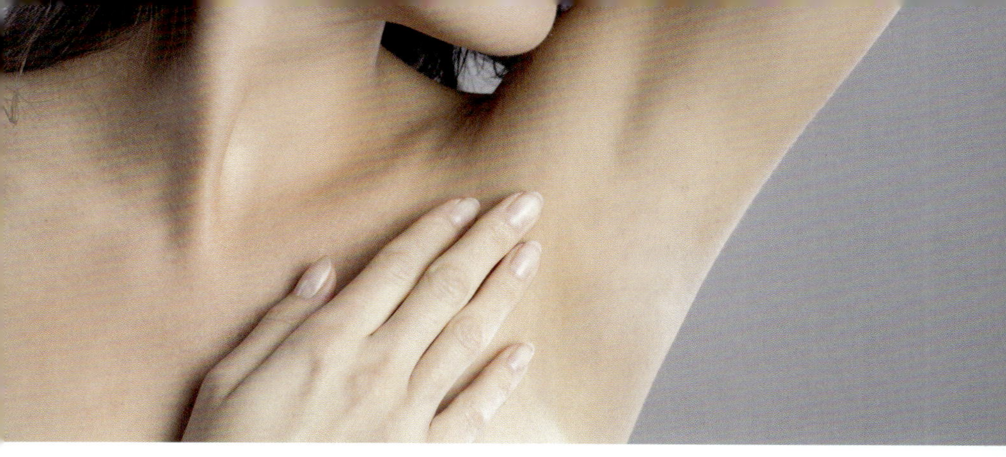

langsam nach oben. Nach der Einwirkzeit wird die Paste mit einem feuchten Waschlappen abgenommen und der Rest mit klarem Wasser abgespült. Achten Sie dabei darauf, dass keine Natronreste in Ihre Augen gelangen.

## Deodorant

Es gibt gute und schlechte Deodorants auf dem Markt, wohlriechende und geruchsneutrale. Am besten ist es, wenn sie Schweißbildung und damit unliebsame Körpergerüche gar nicht erst aufkommen lassen. Das Problem ist dabei aber, dass die meisten Produkte dieser Klasse krebserregende Aluminiumsalze enthalten. Wenngleich die meisten Deodoranthersteller inzwischen aufgrund des möglichen Risikos für Brustkrebs Aluminiumsalze aus ihren Produkten verbannt haben, enthalten einige Deos weiterhin besorgniserregende Bestandteile wie Konservierungsstoffe, Mineralöle usw. Gesundheitlich unbedenklich und trotzdem wirksam ist Natron.

Alles, was man für die Herstellung eines Deodorants auf Natronbasis braucht, sind 2 Teelöffel Natron, 100 Milliliter Wasser (abgekocht), 8–10 Tropfen ätherisches Öl in Bioqualität (siehe S. 96) und ein gereinigtes Sprühfläschchen. Das Natron wird mit dem lauwarmen Wasser in das Sprühfläschchen gegeben, diese wird verschlossen und dann ordentlich geschüttelt, bis sich das Natron vollständig auflöst. Anschließend wird bei Bedarf das ätherische Öl hinzugegeben und das Ganze erneut vermischt.

**Hinweis:** Wie auch bei den ätherischen Ölen im Badezusatz sollten die Öle zunächst auf ihre Verträglichkeit getestet werden (siehe S. 94).

## Erfrischung für die Haut

Gerade an heißen Sommertagen ist das Besprühen der Haut mit etwas Wasser sehr wohltuend. Einen zusätzlichen basischen Effekt hat Natronwasser. Hierfür werden 2 Teelöffel Natron in eine Sprühflasche mit einem Liter Wasser gegeben. Das Ganze gut durchschütteln, damit sich das Natron vollständig auflöst. Die Mischung kann zwischendurch auf die Haut appliziert werden. Sie verleiht neue Frische! Wie bei den Basenbädern (siehe S. 96) kann auch ein wenig belebendes ätherisches Öl beigemengt werden. Zitrone, Grapefruit oder Rosmarin eignen sich für diesen Zweck.

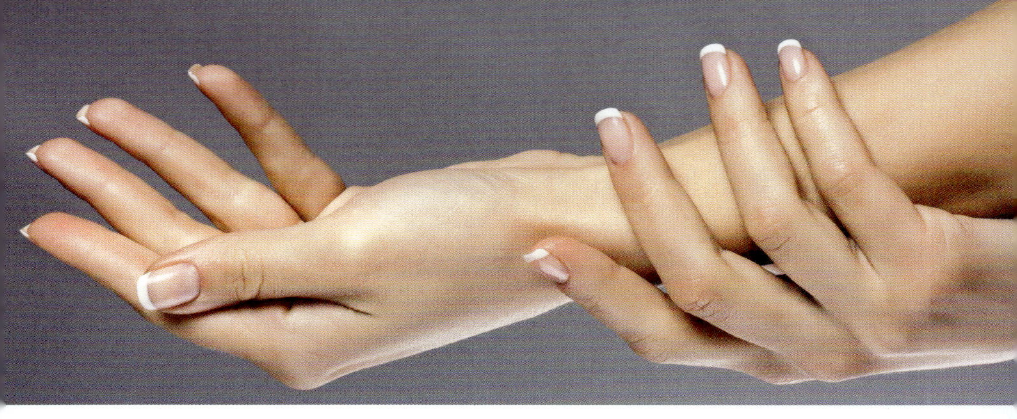

## Glänzende Nägel

Nikotinbeläge und andere Verunreinigungen auf den Nägeln können mithilfe einer Nagelbürste und etwas Natron wirksam entfernt werden. Hierfür einfach das weiße Pulver auf die Bürste geben und die befeuchteten Nägel damit abreiben. Anschließend mit klarem Wasser abspülen und trockenreiben.

## Hautpeeling

Trockene Hautschüppchen und Hautunreinheiten lassen sich wirkungsvoll mit einem Natronpeeling entfernen. Hierfür einen Esslöffel Natron mit einem Esslöffel Teebaum-, Rizinus-, Pfefferminz- oder Kokosöl vermischen (im Verhältnis 1:1). Das Ganze zu einer homogenen Paste verrühren und die gereinigte Haut mit kreisenden Bewegungen damit peelen. Am Schluss die Mischung mit klarem Wasser abspülen, bis alle Peelingreste entfernt sind.

## Mundspülung

Für frischen Atem und eine optimale Mundhygiene sorgt nachfolgende Mundspülung: 0,5 Liter abgekochtes Wasser mit je 5 Tropfen Teebaum- und Pfefferminzöl sowie 4 Teelöffeln Xylit sowie 2 Teelöffeln Natron vermengen und in einen leeren Glasbehälter füllen. Die Mundspülung wird regelmäßig nach dem Zähneputzen angewendet.

## Rasierwasser

Nach einer Rasur kann die Anwendung von Natron die Haut beruhigen und Entzündungen vorbeugen. Hierfür wird ½ Teelöffel Natron in etwa 100 Millilitern Wasser aufgelöst und dann wie herkömmliches Rasierwasser gebraucht. Bei Bedarf kann der Mischung auch ein Tropfen wohltuendes ätherisches Öl wie Teebaumöl oder auch Kokosöl hinzugefügt werden. Das verstärkt die entzündungshemmende Wirkung nochmals.

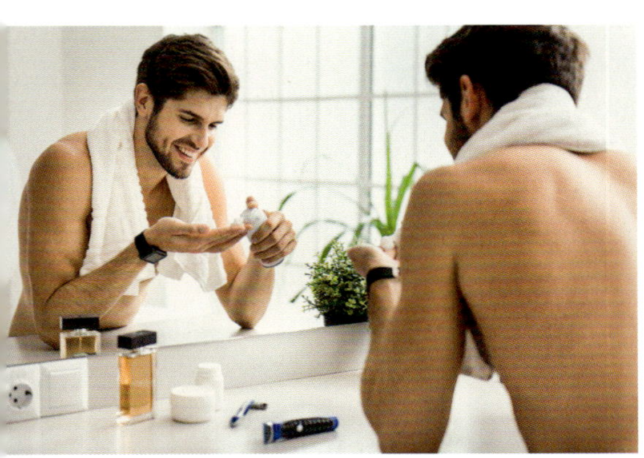

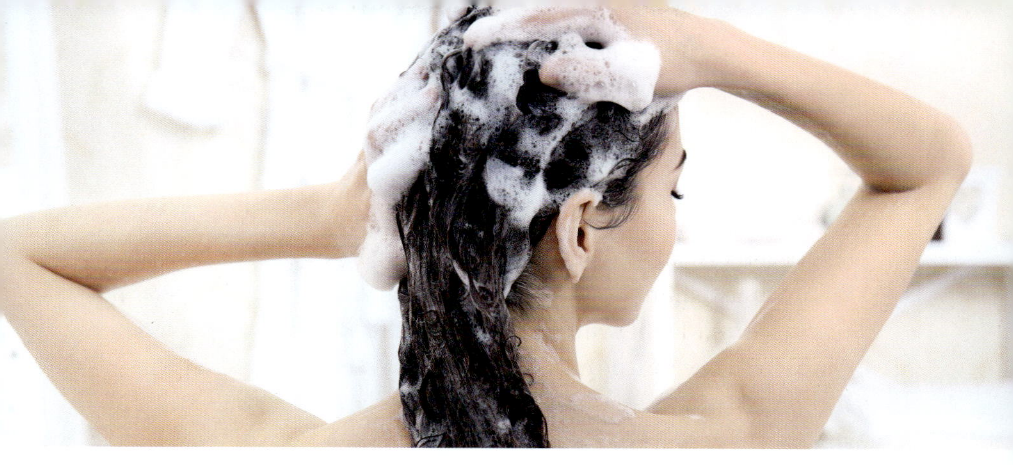

## Shampoo

Mithilfe von Natron werden Haare glänzend schön, und überschüssiges Fett wird von der Kopfhaut entfernt. Außerdem wird es geschmeidig und lässt sich spielend durchkämmen. Einfach 2 Esslöffel Natron in 250 Millilitern lauwarmem Wasser auflösen, die Mischung in die Haare massieren und anschließend gründlich mit klarem Wasser ausspülen.

Wer auf »konventionelles« Shampoo setzt, kann bei der Haarwäsche seinem Naturshampoo einen Teelöffel Natron hinzufügen und dann das Haar wie gewohnt waschen.

## Zahnpflege

In vielen Ratgebern und Internetforen wird immer wieder das Zähneputzen mit Natron empfohlen, da es Beläge löst. Langfristig leiden aber Zahnschmelz sowie Zahnfleisch darunter, und die Zähne werden schmerzempfindlich. Lassen Sie das deshalb lieber bleiben.

# Anwendungen in Haushalt und Garten

Das große Plus bei der Verwendung von Natron in Haus und Garten ist dessen Umweltverträglichkeit. Im Gegensatz zu chemischen Mitteln kann es auch bedenkenlos gebraucht werden, wenn Kinder oder Tiere im Haus sind.

Die Einsatzmöglichkeiten des weißen Pulvers sind vielseitig. Es eignet sich beispielsweise als Reinigungsmittel für unterschiedlichste Oberflächen. So entfernt es Rost, verleiht angelaufenen Silberteilen oder Edelstahl wieder Glanz oder dient als wirksamer Fenster- und Bodenreiniger. Aber auch unangenehmen Gerüchen macht es den Garaus, und müffelnde Katzentoiletten oder Polstermöbel sind nach der Behandlung mit Natron Geschichte.

Im Garten bekämpft es Unkraut und Schädlinge wirksam.

## Ameisenstopp

Ameisenbefall von Haus und Garten kann sehr lästig sein. Die Hautflügler lassen sich zwar teilweise mit Chemikalien bekämpfen, aber gerade, wenn Kinder oder Tiere im Haus sind, sollte das nicht das Mittel der Wahl sein. Eine natürliche Waffe gegen die Plagegeister ist Natron. Entweder kann man hiermit eine Art Grenzlinie ziehen und deren Eindringen damit verhindern, oder man eliminiert die ganze Kolonie. Für diesen Zweck muss Natron mit einem Lockstoff vermischt und dann auf der Ameisenstraße ausgestreut werden. Als Lockstoff wird klassischerweise Zucker gebraucht. Ge-

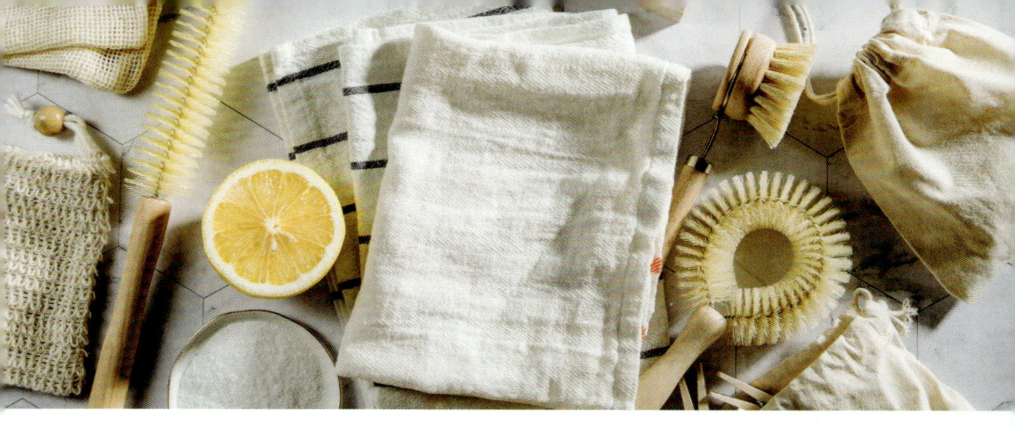

ben Sie die Hoffnung nicht auf, wenn es etwas länger dauert, bis die Ameisen auf den Köder anspringen. Sofern sich die Insekten in der Eiweißphase befinden, kann das nämlich ein Weilchen dauern. Sind sie von dem Lockstoff angezogen worden, heftet sich das Natron an ihre Körper, und sie kontaminieren ihren Bau damit. Dann dauert es nicht lange, und die gesamte Kolonie ist Geschichte.

## Abflussreiniger

Ein verschmutzter Abfluss kann einen besonders übel riechenden Geruch im Haus verbreiten. 2 Esslöffel Natron können hier Abhilfe schaffen und Verunreinigungen sowie faulige Gerüche eliminieren. Das Natron einfach in den Abfluss geben und mit einem Glas Wasser nachspülen – noch besser ist es, wenn dem Wasser etwas Essigessenz beigegeben wird. Nach etwa 10 Minuten sollte der Abfluss mit reichlich Wasser erneut gespült werden.

## Backofenreiniger

Verkrustungen in Backöfen lassen sich leicht mit Chemie beseitigen. Alternativ kann aber auch Natron benutzt werden. Hierfür werden Natron und Wasser im Verhältnis 1:1 vermengt und dann mithilfe eines Schwamms auf den verschmutzten Oberflächen des Backofens verteilt. Sparen Sie die Heizstäbe unbedingt aus! Das Ganze sollte nun etwa 45–60 Minuten einwirken und wird dann mitsamt dem gelösten Schmutz mit einem feuchten Lappen entfernt. Bei Bedarf wird die Anwendung wiederholt.

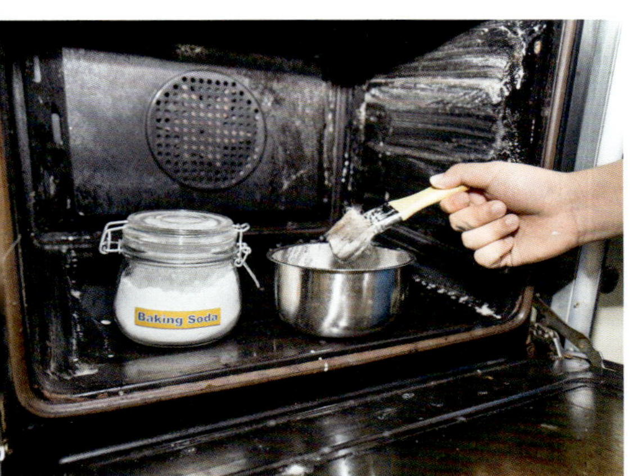


## Badewannenreiniger

Häufig bilden sich durch die Verwendung von Seifen oder Badezusätzen unschöne hartnäckige Ränder in der Badewanne. Brausen Sie die Badewanne ab, streuen Sie Natron in die Badewanne und reiben Sie die Wanne mit einem geeigneten feuchten Schwamm ab. Anschließend wird die Badewanne mit klarem Wasser abgebraust und getrocknet.

## Blattläuse-Killer

Im Frühjahr, wenn das Leben in der Natur wieder erwacht und die Knospen sprießen, treten auch die Blattläuse wieder in Erscheinung. Weder das Besprühen mit schwarzem Tee noch andere Mittel vernichten sie wirklich komplett. Besprüht man die befallenen Pflanzen regelmäßig mit einer Lösung aus einem Teelöffel Natron und 0,5 Liter Wasser, eliminiert das die unliebsamen Gäste innerhalb von ein paar Tagen.

## Bodenreiniger

Für einen wirkungsvollen Bodenreiniger, der sich für unempfindliche Böden wie Laminat oder Fliesen eignet, geben Sie 10 Esslöffel Natron in einen Putzeimer (Fassungsvermögen 10 Liter). Nach dem Wischen der Böden mit dieser Lösung werden die Flächen mit klarem Wasser nachgewischt. Der Bodenreiniger eignet sich auch zum Putzen von Armaturen, Waschbecken und Duschkabinen.

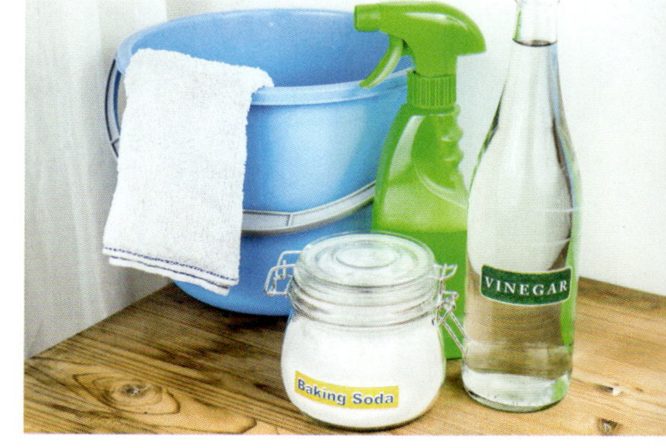

## Bügeleisenreiniger

Nicht selten passiert es, dass die Sohle des Bügeleisens durch verbliebene Textilreste verunreinigt ist. Damit das Bügeleisen einsatzfähig bleibt, sollte die kalte Bügeleisensohle regelmäßig mit einer Paste aus 3 Esslöffeln Natron und etwas Zitronensaft gereinigt werden. Hierfür wird diese mit der Paste abgerieben. Das Ganze wird dann mit einem feuchten Tuch abgewischt und mit einem weiteren sauberen Tuch getrocknet.

## Bürstenreiniger

Nicht nur Hunde- oder Katzenbürsten, sondern auch unsere Bürsten und Kämme sollten regelmäßig gereinigt werden. Mit Natron lassen sich verbliebene Verunreinigungen wie Hautschuppen oder Haarsprayreste entfernen, indem Sie die Bürsten und Kämme über Nacht in einer Lösung aus einem Teelöffel Natron und 250 Milliliter Wasser geben. Anschließend sorgfältig mit fließendem Wasser ausspülen und trocknen.

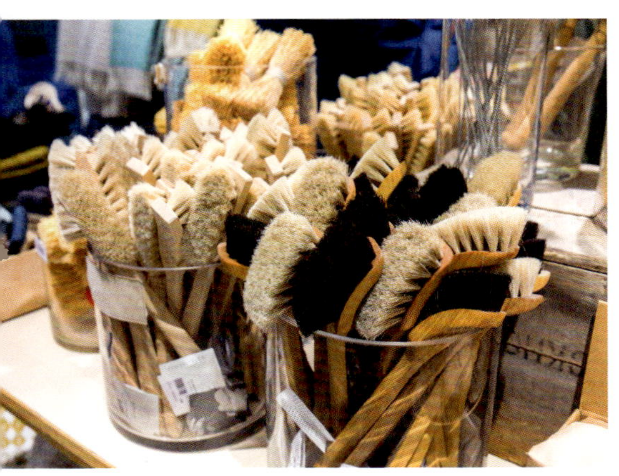

## Ceranfeldreiniger

Streuen Sie ein wenig Natron über das feuchte Ceranfeld, lassen Sie es über Nacht einwirken und schaben Sie hartnäckige Verkrustungen mit einem Ceranfeldspatel ab. Das Ganze dann mit klarem Wasser nachwischen, bis alle Natronreste entfernt sind. Nun sollte das Ceranfeld wieder in altem Glanz erstrahlen.

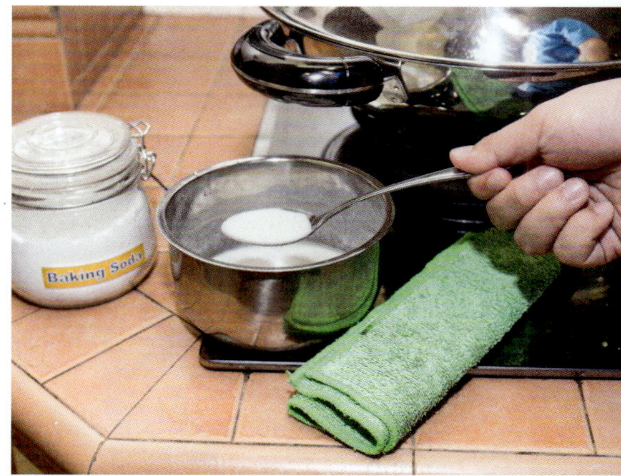


## Edelstahlreiniger

Polierter Edelstahl gewinnt wieder an Glanz, wenn er mit einem feuchten Schwamm und etwas Natronpulver behandelt wird. Danach mit klarem Wasser nachwischen und die Oberfläche trocken polieren.

**Hinweis:** Bei gebürstetem Edelstahl wird immer in Richtung der Struktur gearbeitet.

## Fenster- und Türrahmenreiniger

Verschmutzte Fenster- und Türrahmen aus Kunststoff werden wieder strahlend sauber, wenn sie mit einer Mischung aus 10 Esslöffeln Natron und 5 Litern Wasser geschrubbt werden. Anschließend mit klarem Wasser nachwischen.

## Fensterreiniger

Manche Fensterreiniger hinterlassen einen Schmierfilm auf dem Glas. Mit Natron lässt sich dieser entfernen. Noch dazu erstrahlen die Fenster nach einer Behandlung damit in neuem Glanz. Hierfür muss keine Lösung gemischt werden, einfach das Natron direkt mithilfe eines Lappens auf der Fensterfläche verteilen, mit klarem Wasser abspülen und mit einem sauberen Mikrofasertuch trocken reiben.

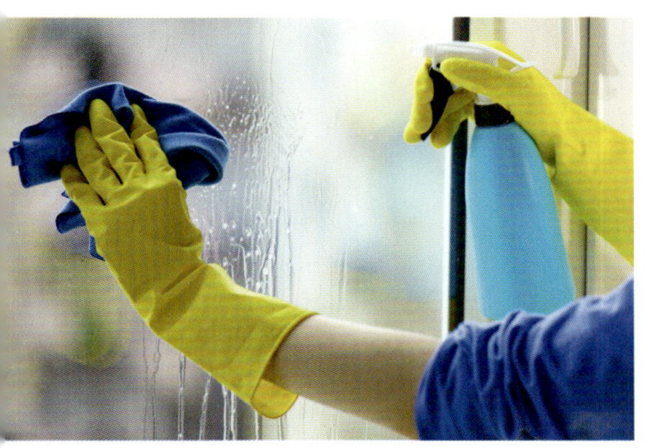

## Fleckenmittel für waschbare Textilien

Wenn der Fleck weg muss und es sich um einen harmlosen Fleck (also weder Karottensaft noch Rost oder Ähnliches) handelt, kann er mit einer Natronpaste entfernt werden. Die Paste wird aus 3–4 Esslöffeln Natron und Wasser angerührt und dann auf den Fleck getupft. Danach sollte sie wie andere Fleckenmittel auch einige Zeit einwirken – je nach Stärke des Flecks etwa eine halbe Stunde. Anschließend wird das Textil wie gewohnt gewaschen.

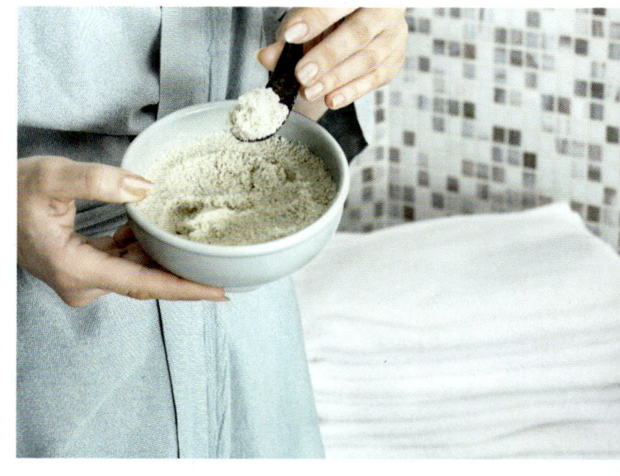

**Hinweis:** Vorab wird ein Test an einer unauffälligen Stelle des Textils empfohlen. So vermeiden Sie böse Überraschungen auf farbigen oder feinen Textilien.

## Fleckenmittel für nicht waschbare Textilien

Bei Textilien, die nicht gewaschen werden dürfen, kommt ebenfalls die Natronpaste zur Reinigung waschbarer Textilien zum Einsatz. Sie wird auf die betroffene Stelle gegeben, die dann anschließend mit einer Haushaltsbürste bearbeitet wird. Nun muss das Ganze etwa 30 Minuten einwirken, ehe es abgesaugt und mit klarem Wasser abgewaschen wird. Alternativ kann auch eine 3-prozentige Wasserstoffperoxid-Lösung auf den Fleck geträufelt werden. Die Stelle wird dann dick mit Natron bestreut und ebenfalls mit einer Haushaltsbürste in den Fleck gerieben. Nach 10-minütiger Einwirkzeit werden verbliebene Reste abgesaugt und die behandelte Stelle mit klarem Wasser abgewaschen. Die Anwendung eignet sich besonders für Matratzen. Auch hier gilt: Testen Sie das Ganze erst einmal auf einer unauffälligen Stelle.

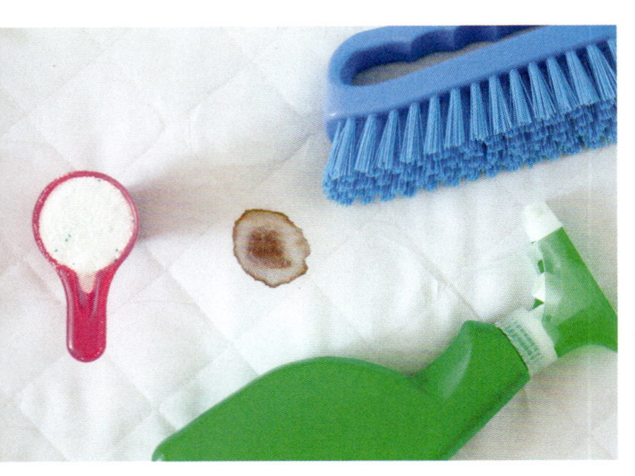

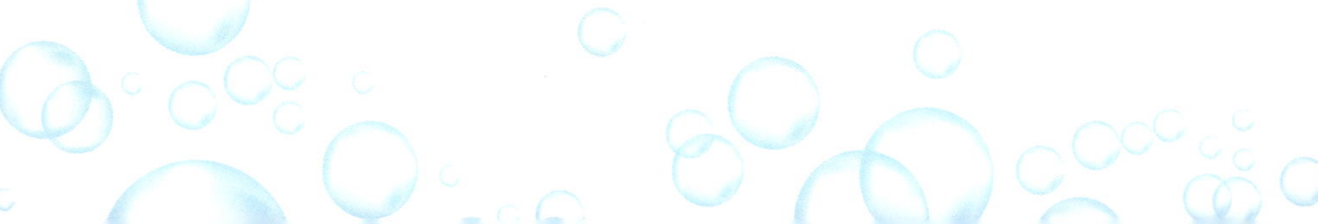

## Fleckenmittel für Wände und Tapeten

Auch gestrichene oder tapezierte Wände bleiben nicht vor Flecken verschont. Um diese zu entfernen, wird Natronpaste (siehe S. 125) verwendet. Diese wird mithilfe eines farbechten, sauberen Tuchs auf die betreffende Stelle gerieben, danach werden verbliebene Natronreste mit einem sauberen, feuchten Tuch oder Schwamm entfernt.

## Gasherdreiniger

Gegen eingebrannten Schmutz auf dem Gasherd hilft es, etwas Natron auf einen feuchten Schwamm zu geben und den Gasherd damit dann zu schrubben. Hartnäckige Verkrustungen lassen sich mit einem Holzspatel lösen. Am Ende alles mit einem feuchten Lappen abwischen und trockenreiben.

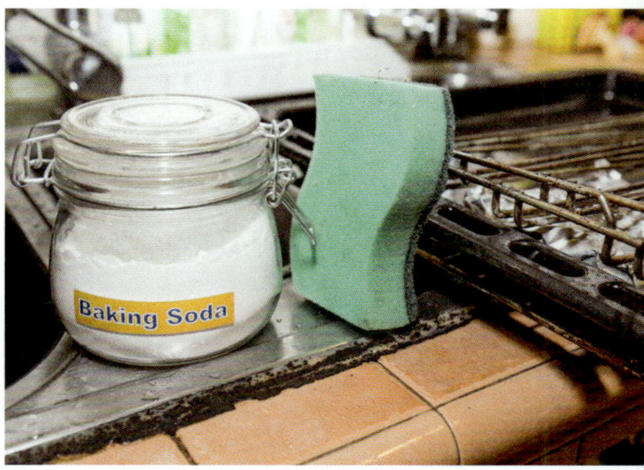


## Handwaschpaste

Das Zerkleinern von Knoblauch oder Zwiebeln kann einen unangenehmen Geruch an den Händen hinterlassen. Daneben führt der Kontakt mit manchen Gemüsesorten (wie Rote Bete) oder Kräutern (wie etwa Kurkuma) zu Verfärbungen auf der Haut. Mithilfe einer Natronwaschpaste können sowohl Gerüche als auch hartnäckige Verfärbungen und Verunreinigungen entfernt werden. Für die Paste werden je nach Bedarf einige Esslöffel des Pulvers mit etwas Wasser verrührt, bis eine mittelstarke Paste entsteht. Verwenden Sie die Natronpaste wie jede andere Handreinigungspaste und spülen Sie danach die Hände sorgfältig unter dem Wasserhahn ab.

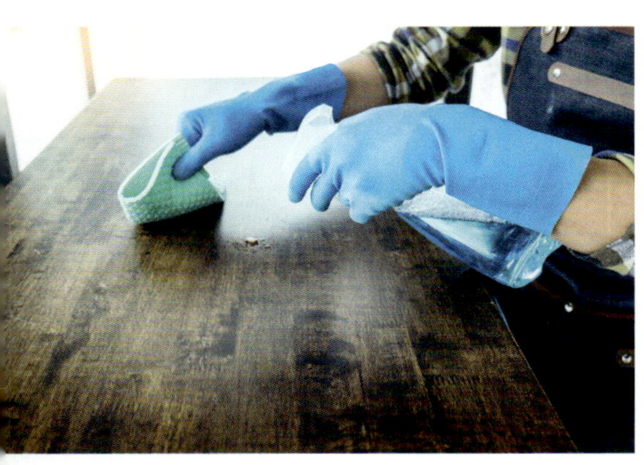

## Holzmöbelreiniger

An Holzmöbel sollte nicht mit aggressiven Putzmitteln herangegangen werden. Besonders wenn sie unbehandelt sind, nehmen sie unangenehme Gerüche auf und saugen Schmutz wie ein Schwamm auf. Natron kann hier helfen. Einfach etwas Natron auf einen feuchten weichen Schwamm streuen und dann das Möbelstück damit reinigen. Es empfiehlt sich, dabei in Richtung der Holzfasern zu arbeiten. Danach mit einem sauberen Tuch trockenreiben, damit sich keine Wasserflecken bilden.

Sollten solche im Vorfeld etwa durch Vasen verursacht worden sein, lassen sich die Wasserflecken ebenfalls mit Natron beheben. Drücken Sie etwa 5 Zentimeter Zahnpasta aus der Tube und vermengen Sie diese mit einem Teelöffel Natron. Nun die Mischung mithilfe eines trockenen Tuches auf dem Fleck verteilen und dabei mäßig reiben. Das Ganze anschließend mit einem feuchten Lappen abwischen, um die Paste zu entfernen, und dann trockenreiben.

## Kaugummientferner

Sofern Kaugummireste an Textilien haften, werden diese über Nacht ins Gefrierfach gegeben. Danach kann der Kaugummi grob entfernt werden. Die noch verbliebenen Reste werden mit etwas klarem Wasser (kalt!) befeuchtet. Anschließend wird Natron darübergestreut und damit herausgerieben.

## Lackmöbelreiniger

Lackmöbel sind sehr empfindlich und sollten sehr sorgsam behandelt werden – insbesondere bei der Reinigung. Unliebsame Flecken lassen sich schonend mit Natron beheben. Hierfür etwas Natron auf den Fleck streuen und mit einem feuchten Lappen abwischen. Anschließend erneut mit klarem Wasser über die Stelle gehen und trockenpolieren.

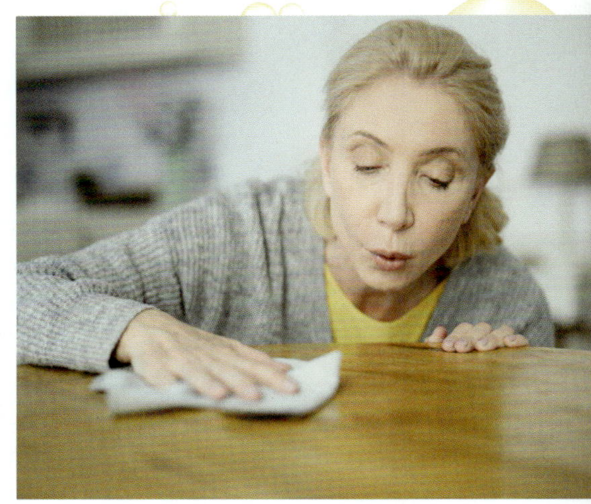

## Raumspray

Besonders, wenn Kinder oder Haustiere im Haushalt leben, sollte von der Verwendung chemischer Raumsprays abgesehen werden. Öllämpchen übertünchen unangenehme Gerüche zwar, eliminieren sie aber nicht. Natron wirkt ihnen entgegen, und in Kombination mit ätherischen Ölen sorgt die Mischung für eine angenehme Duftnote in den eigenen vier Wänden.

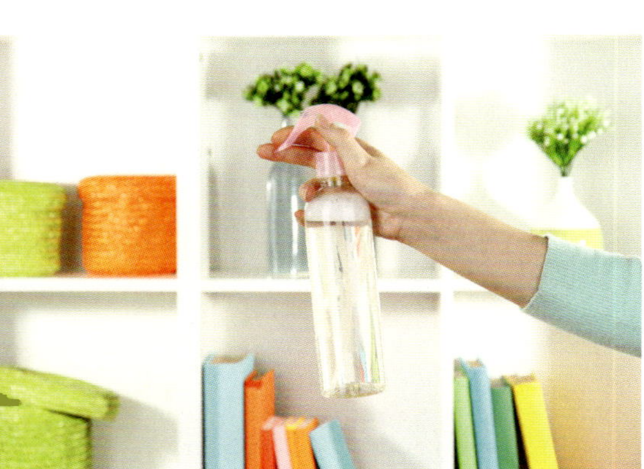

Einen Teelöffel Natron in 0,5 Liter Wasser auflösen, einige Tropfen ätherisches Öl in Bioqualität (S. 96) hinzufügen und den Raumerfrischer in eine Sprühflasche füllen.

## Rostreiniger

Befeuchten Sie die verrosteten Stellen und verteilen Sie dann etwas Natron darüber. Danach wird das Ganze mit einem rauen Schwamm angerieben.

## Silberbad

Silberbesteck & Co. machen Freude, solange sie nicht angelaufen sind. Es gibt zahlreiche Tricks, Silberwaren wieder auf Hochglanz zu bringen. Eine besonders umweltfreundliche Methode ist die Anwendung einer Natronlösung. Hierfür werden je 2 gehäufte Teelöffel Salz und Natron in einen Liter kochendes Wasser gegeben. Die Silberteile werden dann in Alufolie gewickelt und in die kochende Lösung gelegt. Je nach Schwere der Verfärbung kann das Silber nach 5–10 Minuten aus dem Silberbad genommen und anschließend mit einem weichen Tuch trockengerieben und poliert werden.

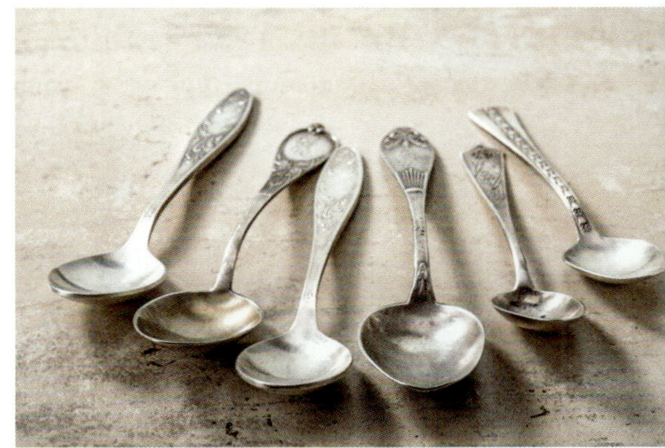

## Scheuermittel

Jeder kennt das gute alte Scheuerpulver. Natron kann ebenso als ein solches gebraucht werden. Damit lassen sich starke Verunreinigungen auf unempfindlichen Flächen beheben. Hierzu wird eine Paste aus Natron und Wasser verwendet (S. 125). Bei Bedarf kann zusätzlich auch Essigessenz gebraucht werden. Außerdem kann das Schrubben mit einem Schwamm oder einer Bürste hilfreich sein.

Sogar Schimmelflecken können auf diese Weise teilweise oder sogar ganz (je nach Ausprägung) entfernt werden. Sofern Schimmelbefall behandelt wird, gilt es einige Vorsichtsmaßnahmen zu beachten. Verwendete Utensilien wie Schwämme oder Bürsten sollten unbedingt nach dem Gebrauch entsorgt werden. Auch empfiehlt sich das Tragen eines Mundschutzes. Großflächiger und starker Schimmelbefall ist besonders gesundheitsgefährdend. Deshalb sollte für dessen Entfernung ein Fachmann hinzugezogen werden. Natron kann zwar bis zu einem gewissen Grad helfen, aber hier muss mit anderen Bandagen gekämpft werden.

## Spülmittel

Spülmittel muss weder chemisch noch umweltbelastend sein. Alternativ kann es selbst hergestellt werden. Die Zutaten sind preiswert, und es ist im Handumdrehen zubereitet: 0,5 Liter Wasser in einen Topf geben und zum Kochen bringen, die Temperatur drosseln, dann 25 Gramm geriebene Pflanzenseife hinzufügen und so lange rühren, bis sie sich aufgelöst hat. Nun 2 Teelöffel Natron hinzufügen und das Ganze nochmals kurz aufkochen. Wer bei Spülmittel nicht auf einen fri-

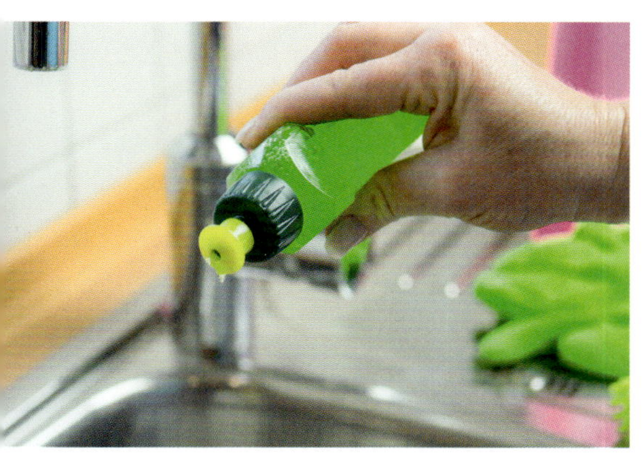

schen Duft verzichten möchte, kann 2–3 Tropfen ätherisches Öl in Bioqualität hinzufügen. Orange oder Zitrone eignen sich wunderbar für diesen Zweck. Nachdem das Spülmittel abgekühlt ist, wird es in einen Behälter (am besten ein verschließbares Schraubglas) gefüllt, gut durchgeschüttelt, und schon ist es bereit für den nächsten Abwasch.

## Staubsaugerreiniger

Staubsauger können manchmal üble Gerüche verbreiten. Das liegt an dem Schmutz, der durch die Geräte wandert. Deshalb empfiehlt es sich, die einzelnen Elemente des Staubsaugers wie Filter oder Düsen mit einem Reinigungsmittel aus 5 Esslöffeln Natron und 5 Litern Wasser zu reinigen.

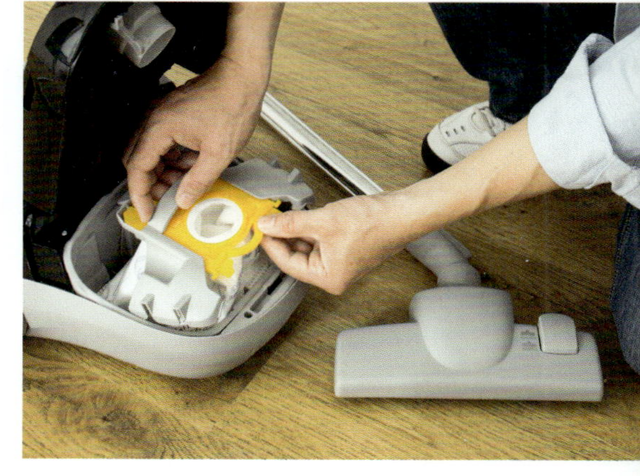

Sofern der Staubsaugerbeutel unangenehm riecht, weil Sie beispielsweise Tierhaare eingesaugt haben, saugen Sie einfach 3 Esslöffel Natron ein. Wer im Vorfeld schlechte Gerüche im Staubsaugerbeutel verhindern will, gibt beim Beutelwechsel 2 Esslöffel Natronpulver in den Beutel.

## Textilerfrischer

Üble Gerüche in nicht waschbaren Textilien wie Autositzen oder Sofas lassen sich mithilfe eines Textilerfrischers aus Natron beseitigen. 0,5 Liter Wasser mit 1–2 Teelöffeln Natron vermengen und etwa 50 Milliliter 50-prozentigen Alkohol hinzufügen. Alles in eine Sprühflasche geben und die jeweiligen Textilien damit aus etwa 50 Zentimetern Entfernung besprühen.

## Toilettenreiniger

Toiletten sind eine wahre Keimschleuder, weshalb sie hier und da auch einen üblen Geruch verbreiten. Gerüche und Verunreinigungen an, in und im Umfeld von Toiletten lassen sich mithilfe von Natron entfernen. Hierzu die Toilette spülen, dann etwa eine Tasse Natronpulver in der Toilettenschüssel verteilen, bei starken Verschmutzungen die betreffende Stelle mit der Toilettenbürste nachbehandeln, das Ganze etwa eine bis 1,5 Stunden einwirken lassen. Anschließend die Spülung betätigen. Gegebenenfalls, zum Beispiel bei starkem Urinstein, wird die Anwendung wiederholt.

**Hinweis:** Die Anwendung empfiehlt sich auch für Katzentoiletten, die manchmal einen eindringlich beißenden Geruch verbreiten können, der sich in das Plastik gefressen hat.

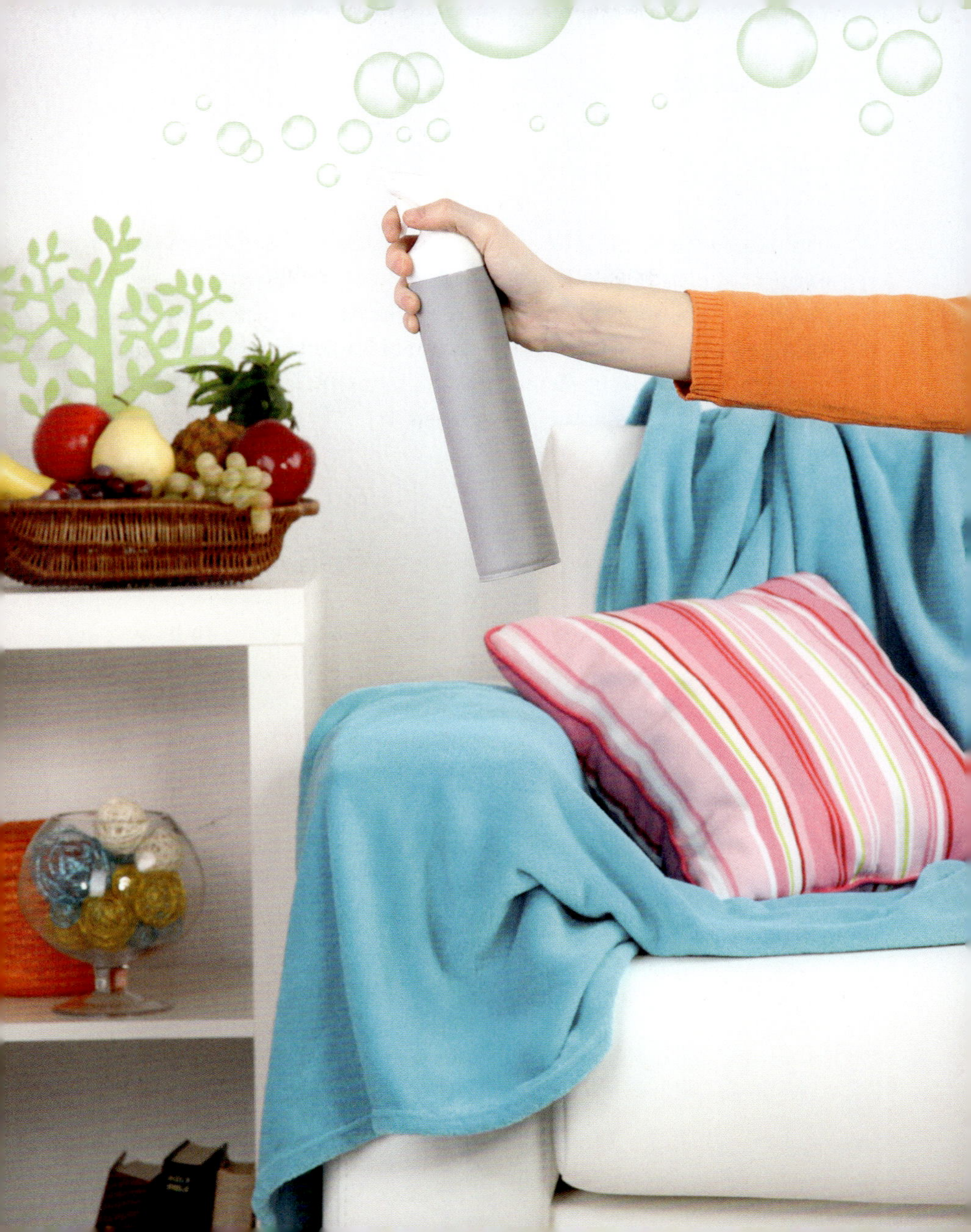

## Unkrautvernichter

Unkraut lässt sich mithilfe einer Mischung aus 2 Esslöffeln Natron und einem Liter Wasser vernichten. Dies wird mithilfe einer Sprühflasche auf die unliebsamen Pflanzen gesprüht. Achten Sie darauf, dass Sie den Natron-Unkrautvernichter nicht in Kontakt mit Nutzpflanzen bringen, sonst sterben diese nämlich auch ab. Ein Abstand von mindestens 15 Zentimetern ist ratsam.

## Vereisungsstopp

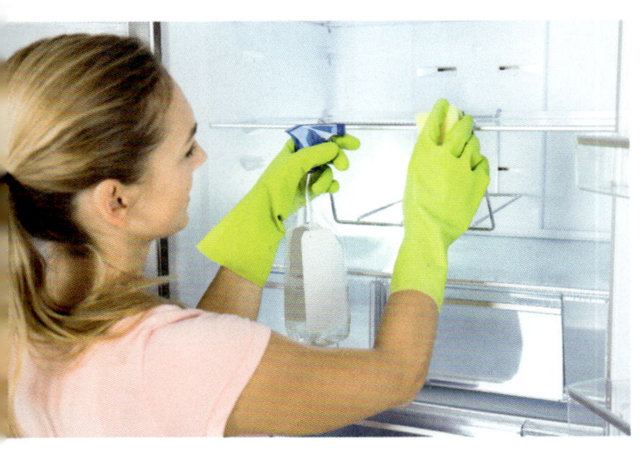

Vereisungen in Gefrier- oder Kühlschränken rauben nicht nur wertvollen Stauraum. Auch auf der Energierechnung schlagen sie zu Buche, da sie den Stromverbrauch ankurbeln. Als Ursache für die lästigen Vereisungen kommen viele unterschiedliche Dinge in Frage. Egal, ob die Türdichtung defekt ist oder die Türe häufig geöffnet wird: Natron kann die Vereisungen hinauszögern, da die Substanz die Bildung von Eiskristallen hemmt.

Vor der Behandlung der Flächen muss das Gerät allerdings vollständig abgetaut sein. Anschließend etwas Natron auf ein feuchtes

Baumwolltuch streuen und das Innere des Kühlgeräts sorgfältig damit abreiben.

## Weichspüler

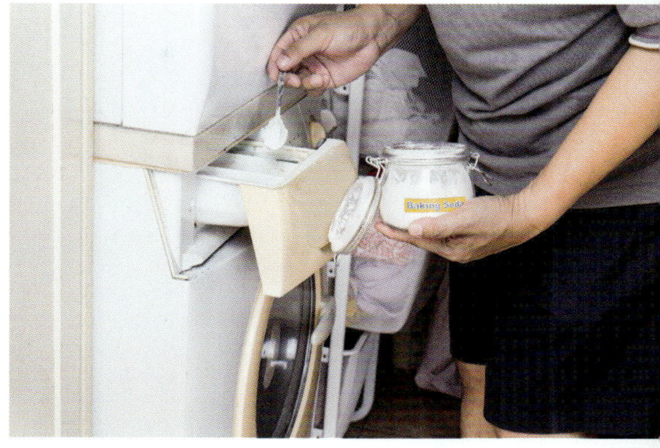


Handelsübliche Weichspüler unterbinden die sogenannte Trockenstarre bei trockener Wäsche und sorgen gleichzeitig für weiche und wohlduftende Wäsche. Sie belasten jedoch nicht nur die Umwelt, sondern auch unsere Gesundheit, wenn in den Textilien verbliebene Reste ihrer chemischen Inhaltsstoffe mit der Haut in Berührung kommen. Es gibt eine Reihe von biologischen Alternativen und Rezepten zum Selbermachen von Weichspülern. Eines davon wird mit Natron kreiert. Hierfür wird eine Paste aus einem Teelöffel Natron und etwas Wasser hergestellt. Frischeduft kann mithilfe der Zugabe von 2–3 Tropfen ätherischem Öl gezaubert werden. Die Paste wird anschließend beim Waschen ins Weichspülerfach der Waschmaschine gegeben.

Wenn es schnell gehen muss, können auch lediglich 1–2 Teelöffel Natron in das Fach gegeben werden – je nach Wäschemenge. Den Rest erledigt die Maschine.

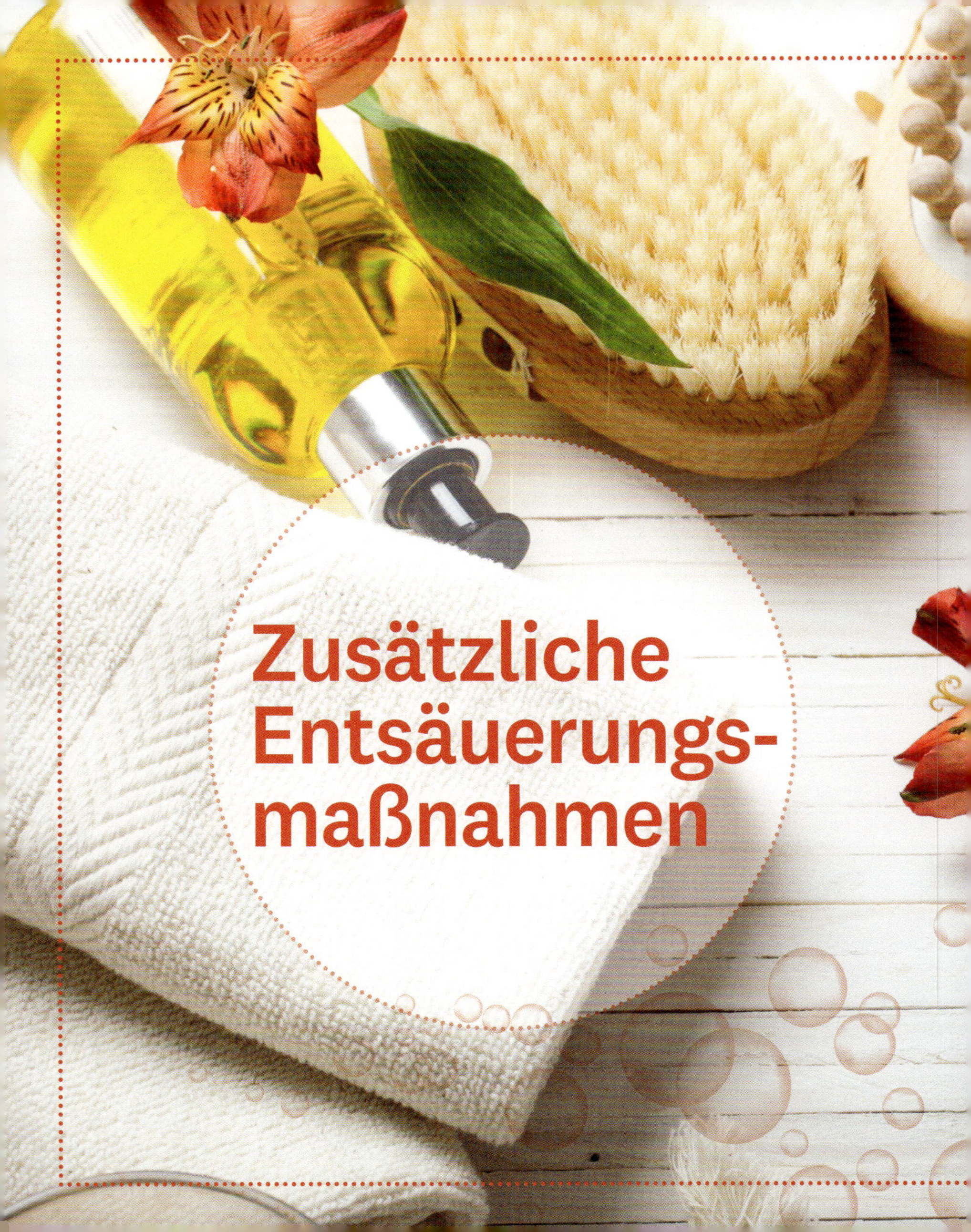

# Zusätzliche Entsäuerungsmaßnahmen

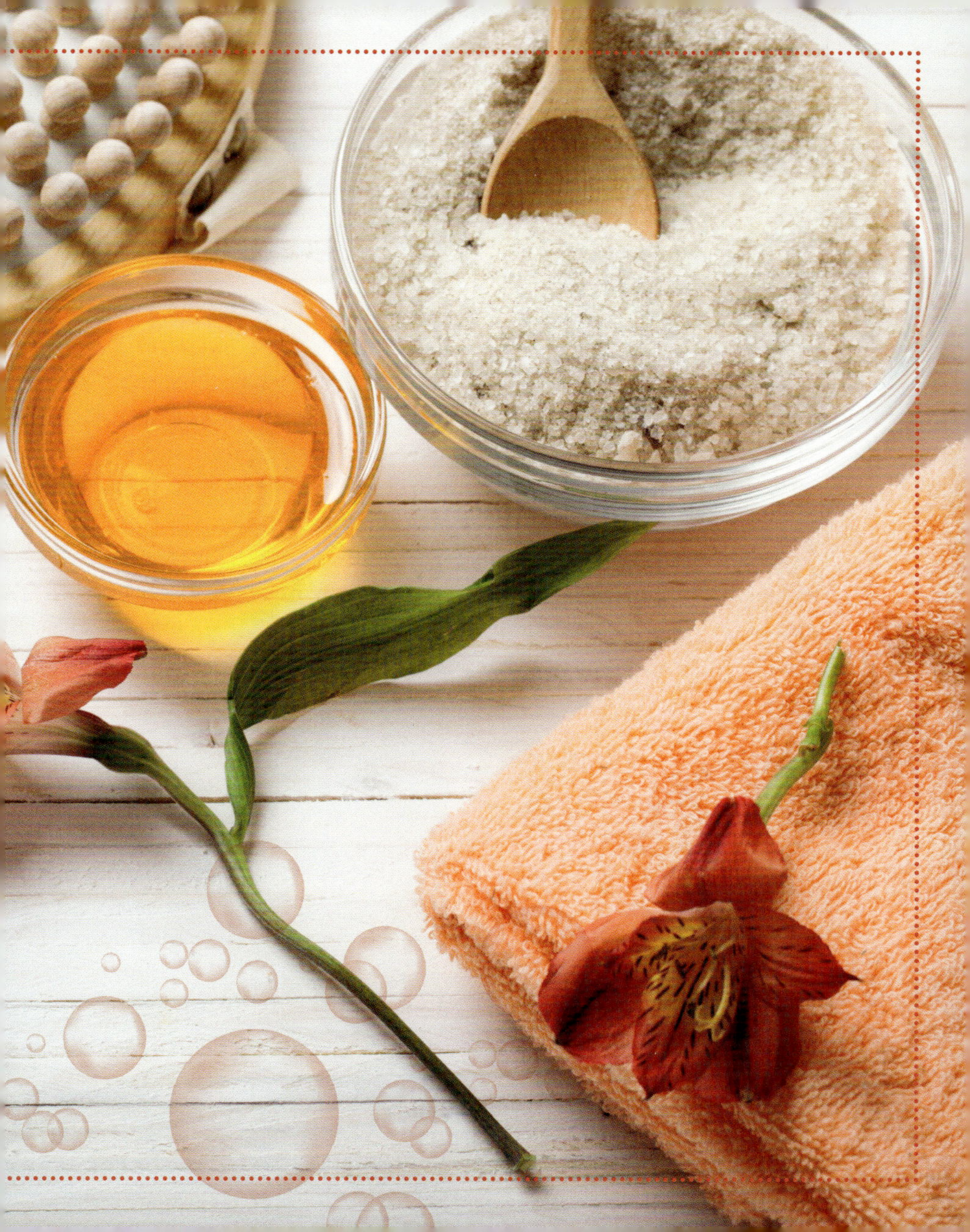

# Zusätzliche Entsäuerungsmaßnahmen

Bei Übersäuerungszuständen empfiehlt es sich, außer den einzelnen Natronanwendungen einen »basischen Lebensstil« zu pflegen. Beginnen Sie damit, körperlich aktiv zu sein, und vergessen Sie nicht, sich auch regelmäßig zu entspannen.

Nehmen Sie sich hier und da eine Auszeit, meditieren Sie oder genießen Sie einfach die Natur bei ausgedehnten Spaziergängen. Auch Massagen helfen, überschüssige Säure auszuleiten, und sollten deshalb regelmäßig angewendet werden. Nach einem Natronbad (S. 93) verstärken sie abermals den Erholungseffekt.

Besonders wichtig ist auch eine Ernährungsumstellung. Achten Sie auf einen ausgewogenen Speiseplan, denn für das natürliche Gleichgewicht von Basen und Säuren ist die richtige Ernährung ausschlaggebend.

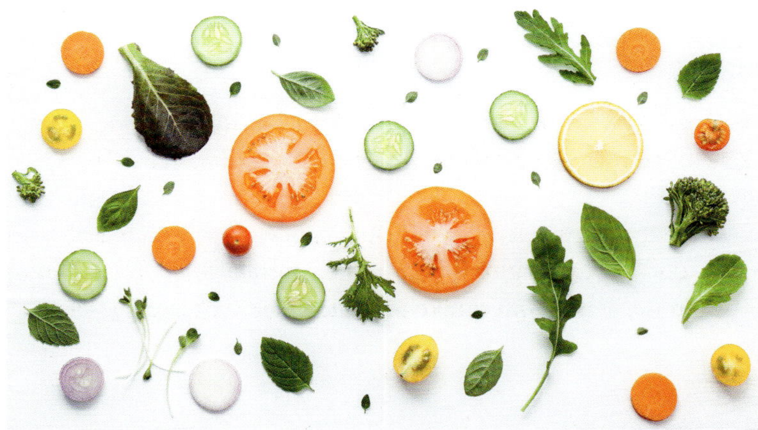

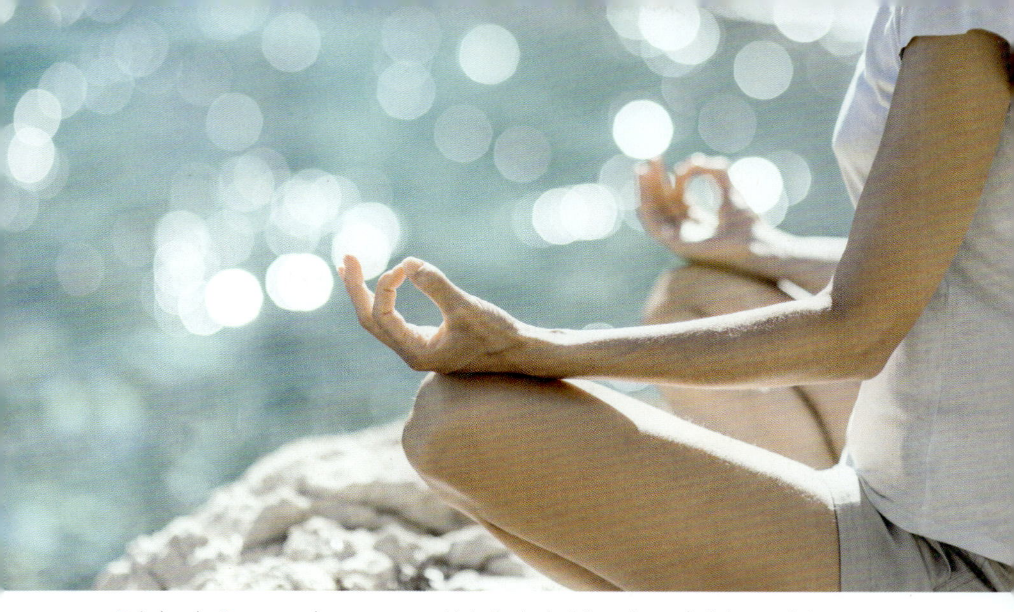

Zeitdruck, Stress und permanente Hektik sind nicht selten tägliche Begleiter. Das bringt die Säure-Basen-Balance ins Wanken, und die Folge können säurebedingte Beschwerden und Erkrankungen sein. Meditation kann die Entsäuerung mithilfe von Natron wirksam unterstützen.

## Entspannung und Atmung

Entspannungsmethoden wie beispielsweise Meditation oder Autogenes Training wirken Stress entgegen und helfen dabei, bewusster zu leben.

Die Atmung spielt beim Entspannen eine wichtige Rolle. Im Yoga und im Qigong nimmt sie eine zentrale Rolle ein. Auch im Westen werden Atemtechniken zu Therapiezwecken eingesetzt.

## Atemmeditation

Der Atem ist Symbol für Empfindungen, Worte und Bilder, die präsent sind und wieder verschwinden. Durch Atemmeditation können Sie negative sowie überflüssige Gedanken reduzieren. Die Meditation aktiviert Geist, Kraft und Freude und verbessert das Konzentrationsvermögen.

- Setzen Sie sich auf einen bequemen Stuhl oder Sessel. Stellen Sie Ihre Füße parallel zueinander fest auf den Boden und lassen Sie Ihre Arme entspannt auf Ihren Oberschenkeln aufliegen. Achten Sie dabei auf eine gerade Kopfhaltung und vermeiden Sie es, sich an der Stuhl- oder Sessellehne anzulehnen.
- Entspannen Sie sich und atmen Sie langsam ein und aus. Finden Sie Ihren regelmäßigen und ruhigen Atemrhythmus.
- Schließen Sie nun Ihre Augen und hören Sie in sich hinein.
- Konzentrieren Sie sich auf Ihre Bauchdecke und fühlen Sie, wie sie sich mit jedem neuen Atemzug hebt und beim Ausatmen wieder senkt. Spüren Sie die Luft, die Sie durch Ihre Nase aufnehmen: Beim Einatmen ist sie noch recht kühl, und beim Ausatmen strömt sie warm durch Ihre Nasenlöcher.

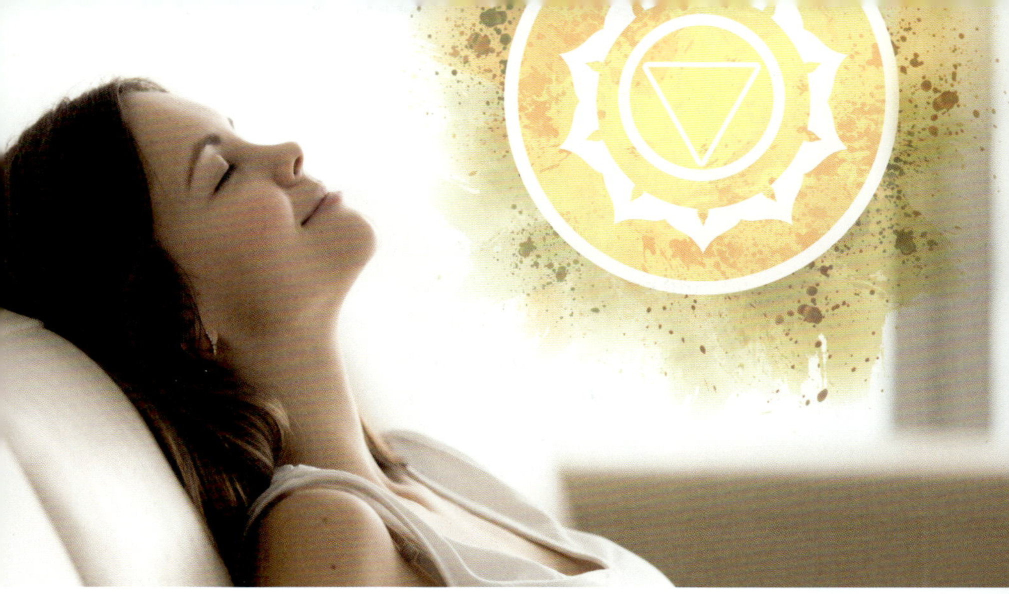

- Beim Einatmen sagen Sie sich: »Ich öffne mich«, und beim Ausatmen denken Sie sich: »Ich lasse vollständig los«.
- Gehen Sie tief in sich hinein und machen Sie sich bewusst, dass Sie das Bewusstsein in diesem atmenden Organismus sind. Ergründen Sie dabei Ihr eigenes Ich.
- Lassen Sie los und lösen Sie sich von allem Flüchtigen, das kommt und geht. Nur das grenzenlose Bewusstsein bleibt. Machen Sie sich frei von Empfindungen. Wenn Ihnen das nicht auf Anhieb gelingt, konzentrieren Sie sich einfach wieder auf die Atmung und lassen Gedanken und Gefühle vorbeiziehen.
- Nach einer Weile öffnen Sie langsam die Augen und kehren sanft wieder zurück in den Alltag.

## Autogenes Training

Das Autogene Training (AT) ist eine auf Autosuggestion (Selbsthypnose) beruhende Entspannungsmethode. Der Begriff »autogen« ist dem Griechischen entlehnt und bedeutet sinngemäß »selbsterzeugt«. Der Berliner Psychiater Johannes Heinrich Schultz hatte diese Methode aus der Hypnose entwickelt und stellte sie erstmals 1926 vor. Das Autogene Training ist heute weltweit als Entspannungsmethode und psychotherapeutisches Verfahren anerkannt. Autogenes Training ist völlig unabhängig vom kulturellen Umfeld und von der Weltanschauung.

Im Autogenen Training erreicht man den Zustand der konzentrativen Selbstentspannung durch regelmäßige Konzentrationsübungen in Entspannungshaltung, im Liegen oder Sitzen. Die Grundstufe umfasst Übungen zur Muskel- und Gefäßentspannung sowie Organübungen, die Herz und Atmung betreffen. Im Übungsverlauf kommt es zu einer beruhigend wirkenden vegetativen Umschaltung, die sich von den Gliedmaßen ausgehend über den ganzen Körper ausbreitet (Generalisierung). Im Zustand entspannter Wachheit erleben AT-Übende in der Grundstufe Schwere, Wärme, Atem- und Herzrhythmus, Bauchwärme und Stirnkühle. Von entscheidender Bedeutung ist, dass die Erlebnisse auto-

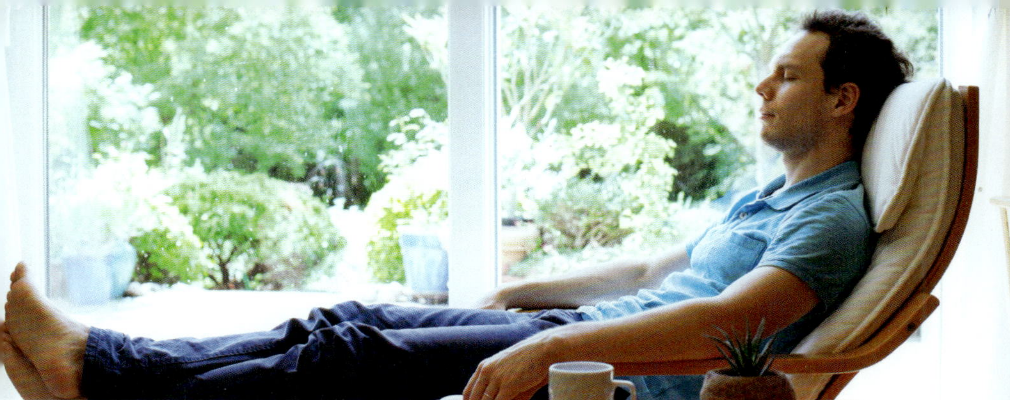

gen bleiben, also ohne fremdhypnotischen Beitrag ganz allein vom Übenden autosuggestiv erzeugt und durch Rücknahme wieder beendet werden. Eine Übung dauert anfangs nur etwa 3 Minuten.

Regelmäßiges Training zwei- bis dreimal täglich wird empfohlen. Das Autogene Training kann fast überall und jederzeit bei Bedarf zur Selbstentspannung benutzt werden. Die Grundstufe ist die am häufigsten praktizierte Form des Autogenen Trainings. In der Regel besteht die Grundstufe des Autogenen Trainings aus sieben Übungen, die nacheinander ausgeführt werden:

→ **1. Ruheübung:** Schließen Sie die Augen, gehen Sie in sich und sagen Sie sich: »Ich bin ganz ruhig, nichts kann mich stören.« Wiederholen Sie diese Formel im Geiste einige Male.

→ **2. Schwereübung:** Sie bleiben nach wie vor liegen und sagen sich: »Meine Arme und Beine sind ganz schwer.« Wiederholen Sie diese Formel im Geiste einige Male. Sie werden merken, wie Ihre Gliedmaßen von einem Gefühl der Schwere durchdrungen werden.

→ **3. Wärmeübung:** In diesem Teil wird die Durchblutung der Gliedmaßen gefördert. Sagen Sie sich mehrmals hintereinander: »Meine Arme und Beine sind ganz warm.«

→ **4. Atemübung:** Diese Übung steigert die Entspannung und besteht aus einer gezielten Konzentration auf den Atem. Sagen Sie sich: »Mein Atem fließt ruhig und gleichmäßig.« Wiederholen Sie diese Formel im Geiste einige Male. Atmen Sie während der Durchführung allerdings nicht gezielt länger ein und aus. Überlassen Sie die Regulierung des Atemrhythmus Ihrem Körper und lassen Sie Ihren Atem frei fließen.

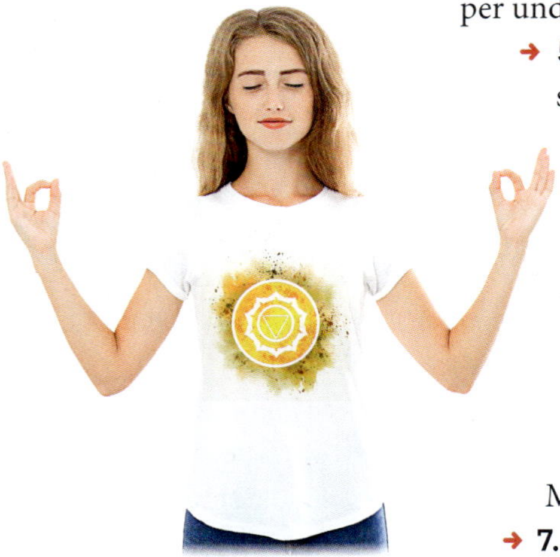

→ **5. Herzübung:** Sie konzentrieren sich auf Ihren Herzschlag. Sagen Sie sich mehrmals: »Mein Herz schlägt ruhig und regelmäßig.«

→ **6. Sonnengeflechtübung:** Diese Übung zielt auf das Bauchzentrum ab. Hierfür sagen Sie sich: »Mein Leib wird strömend warm.« Wiederholen Sie diese Formel im Geiste einige Male.

→ **7. Kopfübung:** Dieser Teil stimuliert die Konzentration und belebt. Sagen Sie sich mehrmals: »Der Kopf ist klar, die Stirn ist kühl.«

Zum Schluss sprechen Sie erneut im Geist zu sich selbst: »Arme fest! Tief Luft holen! Augen auf!« Dann öffnen Sie die Augen, strecken sich und schließen das Autogene Training damit bewusst ab.

Am besten lernen Sie AT, wenn Sie sich einer Trainingsgruppe unter fachmännischer Leitung anschließen. Wie für jedes Training gilt auch für AT: Übung macht den Meister!

## Yoga

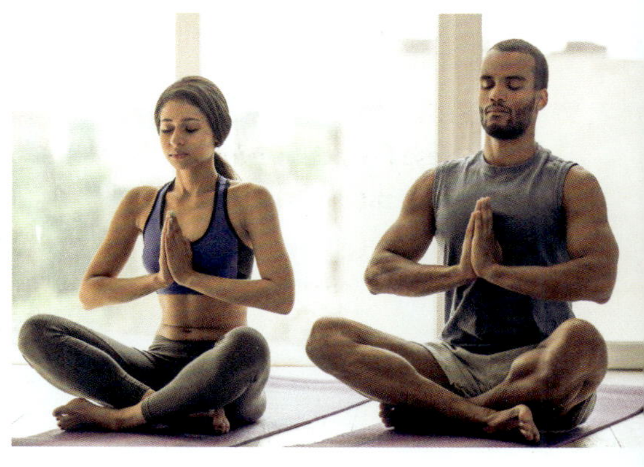

Die jahrtausendealten Heilübungen stammen aus Indien und verfolgen einen ganzheitlichen Ansatz. Yoga ist allerdings mehr als bloße körperliche Ertüchtigung, es ist ein philosophisches System, das durch seine Weisheit und tiefe Einsicht in die komplexen Zusammenhänge des menschlichen Geistes und des Lebens sowie die vielfältigen Techniken zur Vervollkommnung des Menschen einmalig ist. Yoga spendet innere Gelassenheit und steigert die körperliche und geistige Leistungsfähigkeit.

Durch das Praktizieren von Yoga wird das Gleichgewicht der Kräfte in Körper, Geist und Seele wieder hergestellt und erhalten. Dieses Ziel wird durch die Körperhaltungen (Asana), Atemübungen (Pranayama) und Meditation (Dhyana) bewerkstelligt. Darüber hinaus trainiert man durch Yoga die Muskulatur, bleibt fit und vital. Sie werden ausgeglichen, sind stressresistenter und ebnen den Weg zu mehr Lebensfreude und Gesundheit. Überbelastung oder falsch ausgeführte Übungen können allerdings auch schaden.

Deshalb sollte Yoga nicht nur nach Büchern, sondern unter Anleitung eines qualifizierten Yogalehrers erlernt werden. Kurse werden von speziellen Yogaschulen oder auch von Fitnessstudios angeboten.

## Qigong

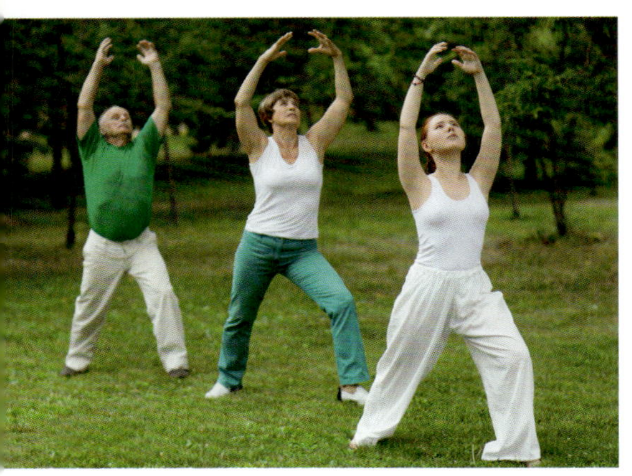

Qigong ist Meditation, Heilgymnastik und Kampfsport zugleich. Die Bewegungslehre wurde im alten China entwickelt und gewinnt auch im Westen zunehmend an Popularität.

Im Qigong der Ruhe ist die Atmung besonders wichtig. Durch ruhige Bewegungen wird die innere Bewegung besonders intensiv gelenkt. Für das Qigong der Bewegung sind geschmeidige, fließende Bewegungen charakteristisch. Diese fördern die Harmonisierung von Gedanken, Empfindungen, körperlicher Kraft und Lebensenergie, die von den Chinesen »Qi« genannt wird.

Qigong begünstigt Ruhe, Konzentration und Leichtigkeit und ist Balsam für die Seele. Darüber hinaus steigert das Praktizieren von Qigong die Leistungsfähigkeit und hat eine positive Wirkung auf Sehnen, Knochen, Haut, Hirnfunktionen, Verdauungs- und andere Organe sowie die Funktionen des Blutgefäßsystems.

Wie beim Yoga nimmt man durch regelmäßiges Training schließlich den eigenen Körper besser und vor allem anders wahr. Es braucht viel Übung, bis man die komplexe Bewegungslehre beherrscht. Sie sollten Qigong auf jeden Fall zu Anfang in der

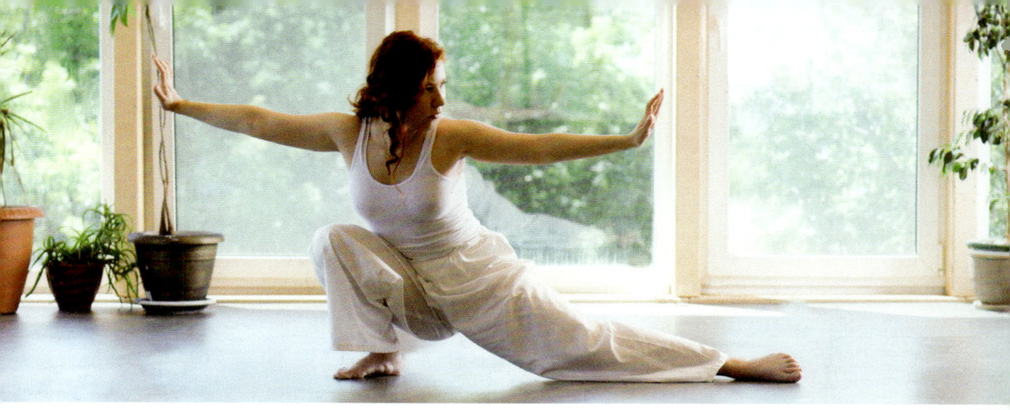

Obhut eines erfahrenen Lehrers oder Meisters durchführen. Inzwischen bieten viele Fitnessstudios sowie Volkshochschulen Qigong-Kurse an.

Zu Hause können Sie sich allerdings vorab schon einmal in der richtigen Atemtechnik üben! Beim Qigong werden unterschiedliche Atemtechniken eingesetzt. Für Anfänger sind jedoch nur zwei davon besonders wichtig: das natürliche Atmen und das Qi-Atmen.

Probieren Sie die beiden Atemtechniken einmal bewusst aus, und konzentrieren Sie sich dabei auf Ihren Körper.

→ Beim **natürlichen Atmen** wird über die Nase geatmet, und der Mund bleibt geschlossen. Während man einatmet, hebt sich das Zwerchfell, und der Bauch wölbt sich leicht. Bei der Ausatmung strömt die Luft aus der Nase, und der Bauch flacht ab.

→ Beim **Qi-Atmen** lässt man die Luft langsam durch die Nase in den Körper strömen. Dabei zieht sich das Zwerchfell leicht nach unten, und die Bauchmuskeln werden angespannt. Währenddessen breitet sich Qi im gesamten Körper aus. Beim Ausatmen verlässt verbrauchtes Qi den Körper über die Nase. Dabei entspannen sich die Bauchmuskeln wieder.

## Massageanwendungen

Massagen lösen nicht nur Verspannungen, sondern tragen auch zu einer Klärung der Körpersäfte bei. Durch spezielle Massagetechniken werden die Lymphdrüsen stimuliert, damit wird der Abfluss der angestauten Schlacken geöffnet.

Darüber hinaus wird durch Massagen der gesamte Körper belebt und Stress abgebaut. Sie können Massagen auch ganz einfach selbst zu Hause ausführen und sich damit verwöhnen. Lösen Sie hartnäckige Säuredepots durch die leicht anwendbare Selbstmassage mit Massageöl oder durch das Trockenbürsten auf!

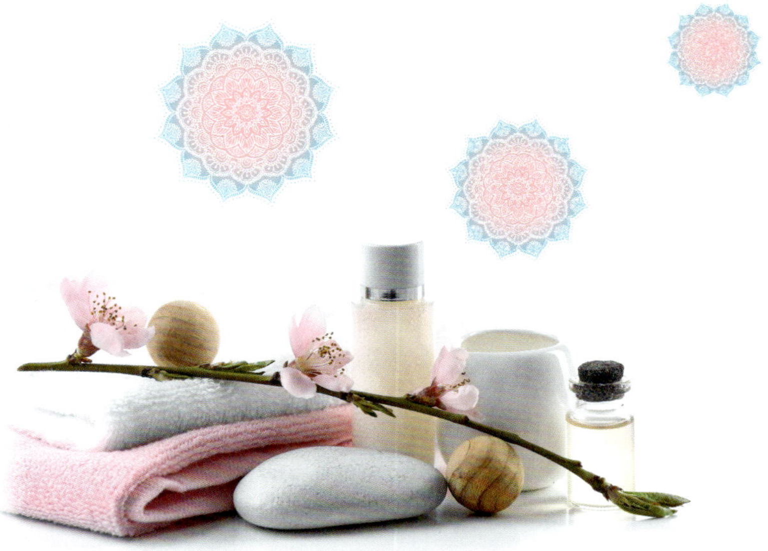

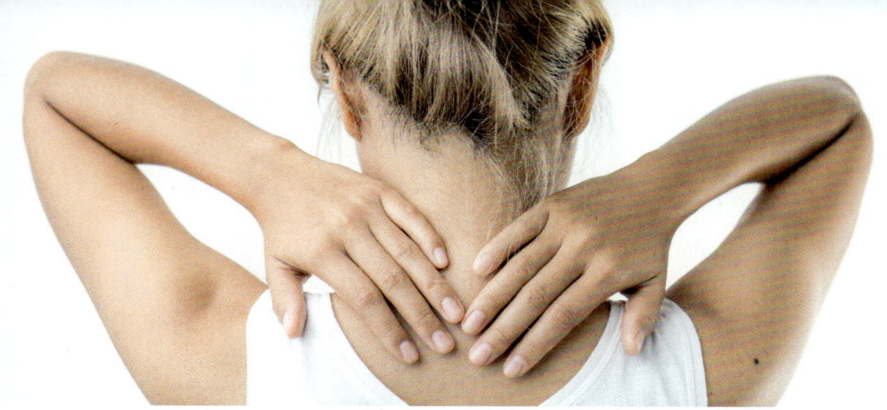

Eine Selbstmassage kann Wunder bewirken und die Säure-Basen-Bilanz günstig beeinflussen.

## Selbstmassage mit Massageöl

Durch eine Selbstmassage können Sie den Prozess der inneren Reinigung beschleunigen. Wohlduftendes Massageöl macht die Haut geschmeidiger und fördert zusätzlich die Entspannung. Insbesondere die Abhyanga-Massage aktiviert die Entgiftungsorgane. Sie hat den Vorteil, dass sie in Eigenregie angewendet werden kann. Hierfür empfehlen sich Sesam- oder Orangenöl.

### Hinweis zur Verwendung von Ölen zur Massage

Testen Sie vor der Massage die Verträglichkeit der ätherischen Öle (in 1-prozentiger Verdünnung) in Ihrer Armbeuge, um allergische Reaktionen zu vermeiden. Generell gilt: Für Massagen werden 0,3–5 Prozent ätherisches Öl in fettem Pflanzenöl (Trägeröl) verwendet. Sie können auch fertige Massageöle benutzen.

## Selbstmassage am Kopf

→ Zu Beginn werden einige Tropfen Massageöl auf den Mittelscheitel geträufelt und in sanften bis festen kreisenden Bewegungen mit den Fingerkuppen in die Kopfhaut einmassiert. Dabei wandern die Finger vom Mittelscheitel aus über den gesamten Schädel, bis sie schließlich bei den Ohren ankommen.

→ Anschließend geht es weiter in Richtung Nacken. Auch hier wird das Massageöl auf die Haut gegeben und entlang des Hinterkopfes in Richtung der Ohren auf dieselbe Weise einmassiert.

→ Nun klopfen Sie den Schädel mit den Fingerkuppen ab und ziehen leicht und jeweils einige Sekunden an den Haaren, indem Sie kurz über dem Haaransatz jeweils einen Haarbüschel mit den Händen packen. Das regt die Durchblutung und das Nervensystem an.

→ Die Kopfmassage endet mit einem sanften Ausstreichen des gesamten Schädels und des Nackens.

## Selbstmassage im Gesicht

→ Die Finger werden mit warmem Massageöl benetzt. Dann beginnen Sie die Massage von der Mitte der Stirn aus und führen die Finger in kreisenden Bewegungen

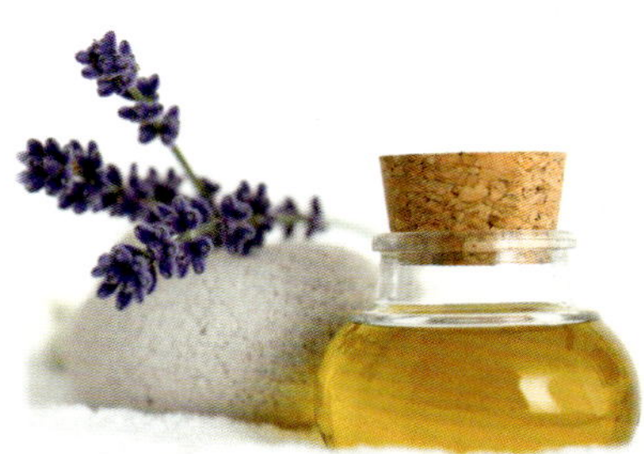

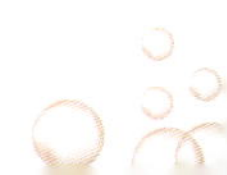

nach außen. Druck und Geschwindigkeit sollen sich angenehm anfühlen und werden individuell angepasst. Es gibt hierfür keine dogmatische Regel.

→ Dann wird das gesamte Gesicht wieder von der Mitte ausgehend nach außen ausgestrichen. Zunächst nach oben bis zum Haaransatz, dann von der Nase über die Wangen zu den Ohren und schließlich abwärts über den Mund bis zum Kinn. Zwischendurch kann noch mehr warmes Öl auf die Fingerspitzen gegeben werden, falls es aufgebraucht ist.

→ Zum Schluss wird eine sanfte Streichbewegung von der linken Unterkieferseite zur rechten Unterkieferseite ausgeführt. Anschließend erfolgt dieselbe Bewegung in die Gegenrichtung.

### Selbstmassage am Hals

→ Diesmal beginnt die Massage am Unterkiefer. Von dort aus wandern die Fingerspitzen in einer streichenden Bewegung in Richtung Halsrücken und danach den Hals entlang – vom Halsansatz über die Kehle bis nach oben zum Kinn. Dort angekommen geht es wieder nach unten. Sie können das einige Male wiederholen.

→ Wenn es abwärts geht, wird der Druck etwas verstärkt, nach oben arbeiten Sie sich besonders sanft vor und lassen den Druck weg.

## Selbstmassage an den Armen

- Für die Anwendung an den Armen geben Sie etwas warmes Öl in die rechte Hand und verteilen es damit am Arm, beginnend an der Schulter, über den Ellenbogen, bis zum Handgelenk in sanften, kreisenden Bewegungen.
- An den Gelenken empfehlen sich kreisende und sanfte Bewegungen in größerem Radius, während die Muskulatur mit kleinen Bewegungen mit leichtem Druck bearbeitet wird.
- Dann wird die Muskulatur des Ober- und Unterarms an seinen Konturen von oben nach unten massiert. Dabei wird der Außenarm zart von oben nach unten und schließlich in der Gegenrichtung ausgestrichen. Dieser Teil der Massage wird mehrmals wiederholt. Achten Sie darauf, dass die Bewegungen gleichmäßig ausgeführt werden und Druck sowie Geschwindigkeit konstant sind.
- Die Massage endet auf dieser Seite mit einem Ausstreichen des gesamten Armes von der Schulter in Richtung Handgelenk.
- Wiederholen Sie die Anwendung jetzt bei dem anderen Arm.

## Selbstmassage an den Händen

- Zunächst wird vom äußeren Handgelenk aus der Handrücken ausgestrichen, danach folgen die Finger, die einzeln massiert werden. Dabei wird mit dem Daumen und Zeigefinger der anderen Hand von der Fingerwurzel aus in Richtung Fingerkuppe gestrichen. Dort angekommen wird der jeweilige Finger gedreht und gezogen.

→ Nun streichen Sie mit dem Daumen der massierenden Hand die Handfläche der zu massierenden Hand aus. Sie starten hierfür am Handballen und massieren über die Handflächen bis zu den Fingeransätzen.

→ Wiederholen Sie die Anwendung an der anderen Hand.

### Selbstmassage am Rumpf

→ Nehmen Sie ein wenig Öl in die Hände und beginnen Sie die Massage an der Schulter. Mit großen oder kleinen kreisenden und kräftigen Bewegungen massieren Sie über die Brust bis zum Ende der Rippen. Den Ausgangspunkt bildet dabei stets die innere Mittellinie des Brustbeines. Von dort aus führen Sie die Bewegungen nach außen durch.

→ Dann fahren Sie am Bauchnabel mit der Massage fort. Sie führen nun sanfte, kreisende Bewegungen aus, die spiralförmig und im Uhrzeigersinn über den gesamten Bauchraum wandern. Das regt die Darmperistaltik an. Im Unterbauch steigern Sie den Druck.

→ Jetzt werden die Wirbelsäule und der Rücken vom Steißbein aus sanft bearbeitet. Die Bewegungen sind dabei nach oben gerichtet. Versuchen Sie so weit nach oben wie möglich zu kommen. Aber überstrecken Sie sich dabei nicht. Vor allem im Bereich der Wirbelsäule sollten Sie sehr sanft vorgehen und streichende Bewegungen bevorzugen.

→ Anschließend folgt die Massage des seitlichen Rückens über die Rippenbögen. Sie endet an den Schulterspitzen.

## Selbstmassage an den Beinen und Füßen

→ Die Massage der Beine und Füße beginnt am Gesäß. Hierfür werden die Hände wieder mit Öl benetzt. Dann wird das Gesäß in kreisenden Bewegungen im Uhrzeigersinn massiert. Anschließend arbeiten Sie sich am rechten Bein entlang, bis Sie an den Füßen ankommen.

Schließlich streichen Sie die Oberschenkel erst an der Innenseite, dann an der Außenseite aus.

→ Danach ist die Vorderseite des Unterschenkels dran. Dabei kreisen Sie sanft um die Kniescheibe herum, sobald Sie diese erreichen. Bei den Fußknöcheln angekommen, machen Sie dasselbe dort.

→ Daraufhin wandern Ihre Hände vom Knöchel bis zur Achillesferse und schließlich zur Wade.

→ Anschließend führen Sie die Massage fort und massieren erneut vom Knöchel nach oben, passieren die Kniekehle und enden am Oberschenkel.

→ Bearbeiten Sie dann die Füße mit streichenden Bewegungen. Beginnen Sie am Fußspann und massieren Sie bis zu den Zehen. Zwischen den Fußknochen werden die Kreisbewegungen etwas kleiner. Jede Zehe wird dann wie die Finger einzeln massiert und schließlich gedreht und gezogen.

→ Die Fußsohlen werden zum Ende der Massage ausgestrichen und mit sanftem Druck an den Außenseiten bearbeitet.

→ Wiederholen Sie die Anwendung auch am anderen Bein sowie Fuß.

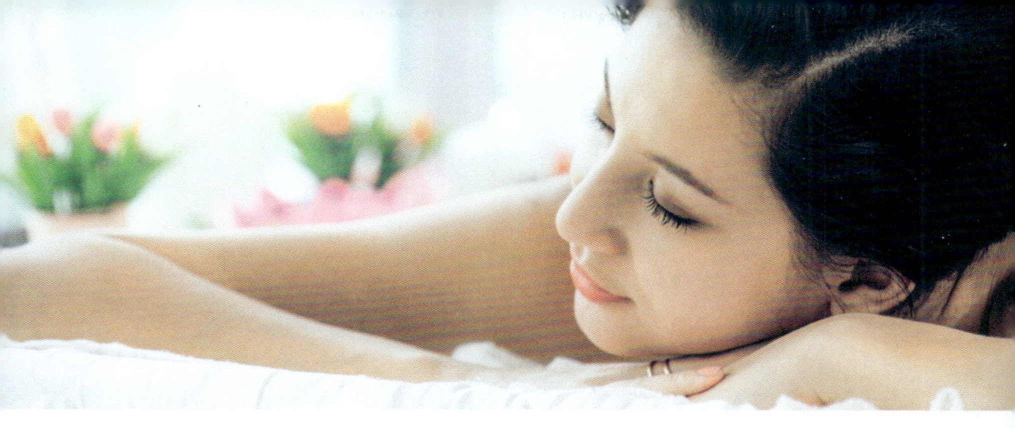

## Abschluss der Massage

→ Zum Schluss der Massage wird etwas Öl auf den Zeigefinger geträufelt und dieses mithilfe des Fingers dann in jedes Nasenloch sowie in die Ohrlöcher gestrichen.

→ Hüllen Sie sich in einen Bademantel und gehen Sie danach heiß duschen. Spülen Sie so das verbliebene Öl mitsamt den über die Haut ausgeschiedenen Toxinen und Schlacken ab. Verwenden Sie kein Duschgel, sondern reinigen Sie Ihre Haut danach mit einer pH-neutralen Seife.

→ Anschließend trocknen Sie sich ab und legen sich am besten ins Bett. Jetzt ist es Zeit zu ruhen.

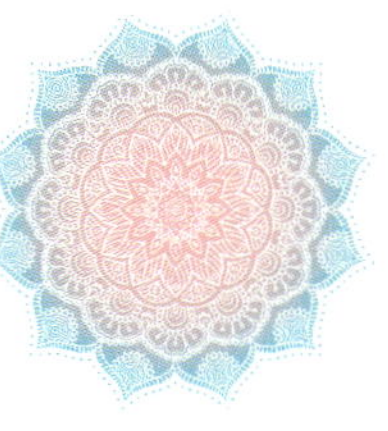

## Trockenbürstenmassage

Trockenbürsten entlastet die Ausleitungsorgane, indem es das Lymphsystem aktiviert. In der Folge können Toxine und Säuren schneller ausgeleitet und anschließend ausgeschieden werden.

Außerdem fördert Trockenbürsten den Kreislauf und die Durchblutung. Es belebt, härtet ab und regt den Hautstoffwechsel an. Insbesondere bei Kreislaufproblemen, Frösteln oder kalten Händen und Füßen empfiehlt sich das Trockenbürsten. Darüber hinaus soll es nicht nur bei Cellulite helfen, sondern kann auch bei Fastenkuren als entschlackende Maßnahme angewendet werden.

### Anwendung

Da die Trockenbürstenmassage anregend wirkt, sollte sie nach dem Aufstehen durchgeführt werden – am besten täglich vor dem Duschen oder Baden.

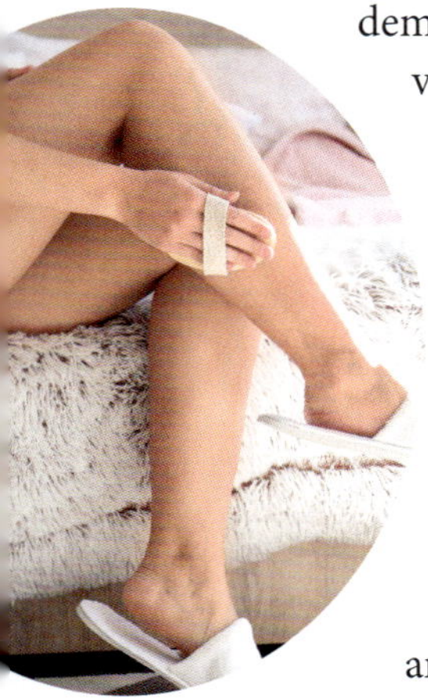

- Starten Sie die Massage am äußeren rechten Fuß und bürsten Sie von dort aus in kreisenden Bewegungen weiter aufwärts in Richtung Oberkörper. Nun setzen Sie die Bewegungen fort und arbeiten sich entlang der Innenseite des rechten Fußes wieder in Richtung Rumpf. Auch der Po-Bereich wird sorgfältig behandelt.
- Wiederholen Sie die Anwendung am linken Bein.
- Nun sind die Arme dran. Hier beginnt die Massage am rechten Handrücken. Von dort aus massieren Sie

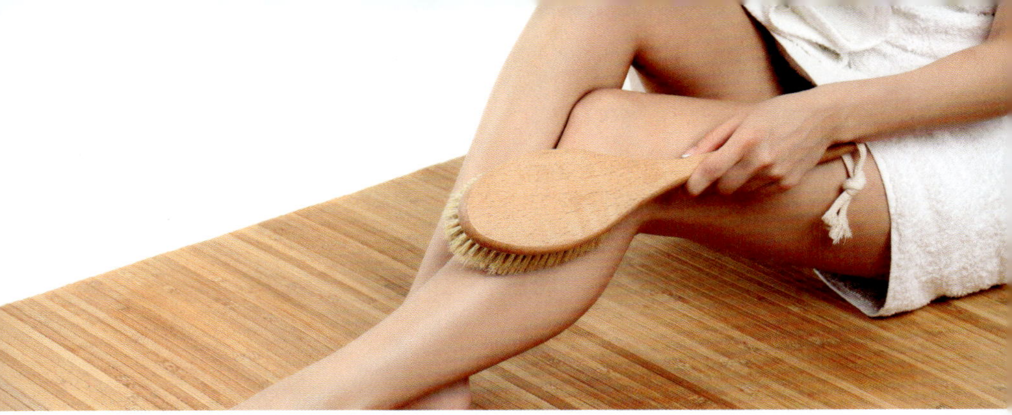

Profitieren Sie von der gesunden Wirkung der Trockenmassage, und bürsten Sie Ihre Haut regelmäßig vor dem Baden oder Duschen.

weiter über die Armaußenseite bis hinauf zur Schulter. Anschließend bürsten Sie von der Handinnenseite bis zur Schulter hinauf.

➔ Wiederholen Sie die Anwendung an Ihrem linken Arm.

➔ Vergessen Sie nicht, auch den Bauch in kreisenden Bewegungen mit der Bürste zu massieren, bis Sie schließlich an der Brust angekommen sind, die Sie ebenfalls sorgfältig bearbeiten.

### Wichtiger Hinweis

Bei Hautleiden sowie ausgeprägten Krampfadern wird von Trockenbürsten abgeraten. Partien mit Besenreisern (blauen Äderchen) oder verletzte Hautbereiche sollten beim Bürsten ausgespart werden.

## Was Sie über Massagebürsten wissen sollten

- Verwenden Sie keine Bürsten mit besonders harten Borsten. Beim Trockenbürsten wird ein mechanischer Reiz auf die Haut ausgeübt, der zu einer Rötung führt. Allerdings sollte es dabei nicht zu Striemen oder Kratzern kommen. Wenn dies doch vorkommt, sollten Sie unbedingt zu einer weicheren Bürste greifen.
- Besonders effektiv ist die Anwendung einer sogenannten Klosterbürste. Sie wurde bereits im Mittelalter von Mönchen und Nonnen eingesetzt. Das Spezielle an dieser Art Bürste ist die Kupferlegierung der Borsten, die eine besonders belebende und erfrischende Wirkung haben soll. Die Legierung erzeugt beim Bürsten einen winzigen Energiefluss auf der Haut, der in den bearbeiteten Regionen für Entspannung und Revitalisierung sorgt. Klosterbürsten sind in Reformhäusern, Apotheken und Bürstenfachgeschäften erhältlich.
- Für das Gesicht benutzt man am besten eine spezielle Gesichtsbürste. Sie erhalten sie in Reformhäusern, Apotheken oder Drogerien.

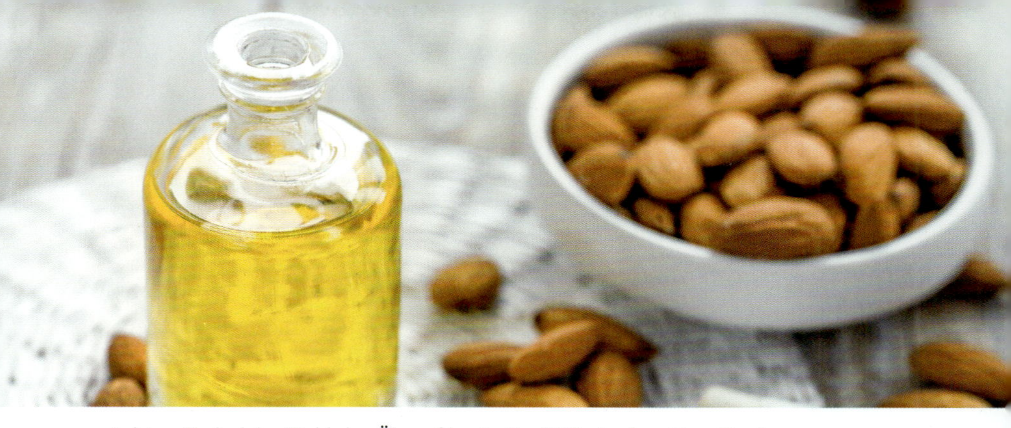

Achten Sie bei der Wahl des Öls auf beste Qualität. Auch sollten Sie den Geschmack mögen. Bestes Mandelöl ist beispielsweise sehr aromatisch und wohlschmeckend. Es eignet sich hervorragend für das Ölziehen.

## Ölkur

Das »Ölziehen« stammt ursprünglich aus dem Ayurveda und wird seit Jahrtausenden zur Behandlung von unterschiedlichen Krankheiten durchgeführt. In der ersten Literatur des Ayurveda, der »Charaka Samhita«, wird auf die heilende Wirkung dieser Therapieanwendung hingewiesen. Sie soll laut dem alten Werk über 30 verschiedene systemische Krankheiten heilen können, darunter Kopfschmerz, Hormonstörungen, Arthritis, Asthma und sogar Diabetes. Daneben reduziert das Ölziehen Zahnbeläge und bekämpft Karies.

### Ayurvedisches Ölziehen

Gemäß der ayurvedischen Heilkunde geht dem Ölziehen die Zungenreinigung voraus. Hierfür wird mit einem Zungenschaber der Zungenbelag gründlich entfernt.

→ Gleich nach dem Aufstehen und auf nüchternen Magen nehmen Sie einen Esslöffel Sesamöl, Mandelöl oder Kokosöl in den Mund.

(Sollten Sie unter einer Pilzerkrankung, Paradontitis oder einer anderen Mundinfektion leiden, vermischen Sie das Öl zuvor mit Grapefruitkernextrakt.)

→ Nun behalten Sie das Öl 15–20 Minuten im Mund und spülen, ziehen, schlürfen und saugen, was das Zeug hält. Bleiben Sie dabei aber stets entspannt.

→ Sie können zwischendurch auch kurz pausieren und das Öl im Mund ruhen lassen. Achten Sie unbedingt darauf, dass Sie die Flüssigkeit nicht schlucken, da sie nun Gifte und Bakterien enthält.

→ Am Ende spucken Sie die Öl-Speichel-Mischung in ein Papiertuch, so gelangen die Gifte nicht in den Wasserkreislauf. Die Mischung sollte weißlich verfärbt sein.

→ Zuletzt putzen Sie gründlich Ihre Zähne und spülen den Mund danach mit der Natronmundspülung (S. 116).

## Ölkur nach kretischer Art

Die regelmäßige Einnahme von Olivenöl hat einen starken gesundheitsfördernden Effekt. Es wirkt cholesterinsenkend, antioxidativ, blutzuckerregulierend, lindert Magen-Darm-Probleme, kann sogar Magengeschwüre heilen und bringt die Verdauung in Schwung. Schlucken Sie deshalb jeden Morgen einen Esslöffel hochwertiges Olivenöl.

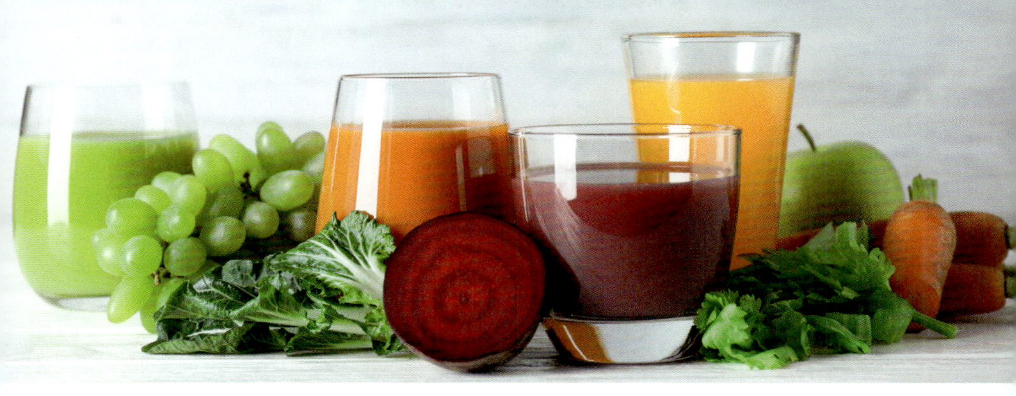

## Basische Ernährung

Um Ihren Säure-Basen-Haushalt in Schwung zu bringen, ist die richtige Ernährung von großer Bedeutung! Eine langfristige basische Ernährung versorgt den Körper nicht nur mit Spurenelementen und Mineralien, sondern gibt ihm auch die Gelegenheit, sich aller sauren Stoffwechselprodukte, die sich im Bindegewebe der Haut und in anderen Organen gebildet haben, zu entledigen.

Deshalb wird empfohlen, einmal im Monat einige Entlastungstage durchzuführen und damit dem körperlichen sowie seelischen Wohlbefinden etwas Gutes zu tun.

Lassen Sie Ihrem Körper Zeit, sich auf den neuen Speiseplan einzustellen. Legen Sie einen für Sie optimalen Tag fest, vielleicht am Wochenende, an dem Sie mit dem bewussten Essen und Trinken beginnen. Finden Sie so den Einstieg in die Säure-Basen-Balance.

Ändern Sie auch ganz allgemein Ihr Essverhalten! Hören Sie auf Ihren Körper und achten Sie auf seine Signale: Essen Sie wirklich nur, wenn Sie Hunger verspüren, und beenden Sie die Mahlzeit, wenn sich ein Sättigungsgefühl einstellt.

Darüber hinaus ist es wichtig, sich beim Essen Zeit zu lassen. Essen ist Genuss und nicht bloße Nahrungsaufnahme. Richten Sie Ihre Speisen appetitlich an, decken Sie den Tisch, auch wenn Sie alleine sind, und genießen Sie bewusst jeden Bissen.

## Basen- und Säurelieferanten

Der Geschmack der Lebensmittel sagt nichts darüber aus, ob sie säurebildend oder basisch sind. Einige Obst- und Gemüsesorten überraschen mit einer basischen Wirkung. So würde man Grapefruit, wenn es nur nach dem Geschmack ginge, wahrscheinlich eher den säurehaltigen Lebensmitteln zuordnen – weit gefehlt! Limonade hingegen gehört zu den Säurelieferanten, obwohl sie süß schmeckt. Lassen Sie sich dadurch nicht entmutigen! Eigentlich ist es gar kein Hexenwerk, basisch zu kochen, wenn Sie sich an den nachfolgenden Listen orientieren.

Am besten kopieren Sie sich die Listen und hängen sie an den Kühlschrank. Dann kann wirklich nichts mehr schiefgehen!

Und noch eine einfache Faustregel: Nur etwa 20 Prozent der täglich verzehrten Nahrungsmittel sollten Säurebildner sein. Auch muss nicht jede Mahlzeit strikt den Regeln der Säure-Basen-Küche entsprechen. Sie dürfen natürlich auch hin und wieder sündigen. Kasteien sollen Sie sich auf gar keinen Fall! Sie können durchaus Gerichte zaubern, die Säurelieferanten wie beispielsweise Nudeln

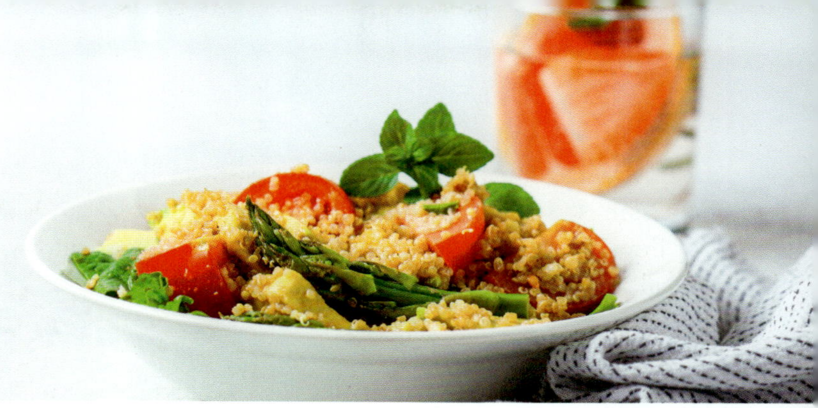

oder Fleisch enthalten. Kombinieren Sie saure Nahrungsmittel einfach mit einem mengenmäßig überwiegenden Anteil an basischen Zutaten wie Tomaten oder Bohnen.

Achten Sie ebenfalls darauf, dass Sie möglichst wenig industriell produzierte Lebensmittel (denaturierte Produkte) zu sich nehmen, da diese aus chemisch oder mechanisch veränderten Zutaten hergestellt werden. Lassen Sie deshalb Fertiggerichte, die häufig säurebildend sind, lieber im Regal stehen. Genießen Sie den unverfälschten Geschmack frischer Zutaten. Sie werden sehen, wie viel Freude das bereiten kann und wie es die Lebensqualität steigert!

→ Säurelieferanten zeichnen sich durch einen Überschuss an sauren Mineralstoffen aus. Obwohl sie selbst keine Säuren enthalten, bilden sich bei ihrer Verwertung im Stoffwechsel Säuren.

→ Neutrale Lebensmittel beeinflussen das Säure-Basen-Gleichgewicht nicht und können ohne Bedenken jederzeit verzehrt werden.

## Basenlieferanten (Auswahl)

- **Obst:** Ananas, Äpfel, Aprikosen, Avocado, Bananen, Birnen, Blaubeeren, Brombeeren, Clementinen, Datteln, Erdbeeren, Feigen, Grapefruits, Himbeeren, Honigmelonen, schwarze und rote Johannisbeeren, Kirschen, Kiwis, Limetten, Mandarinen, Mangos, Mirabellen, Nektarinen, Orangen, Papayas, Pfirsiche, Pflaumen, Quitten, Stachelbeeren, Wassermelonen, Weintrauben, Zitronen, Zwetschgen
- **Gemüse und Salate:** Algen, Auberginen, Bataviasalat, Blumenkohl, Bohnen (grün), Brokkoli, Chicorée, Chinakohl, Eichblattsalat, Eisbergsalat, Erbsen, Feldsalat, Fenchel, Friséesalat, Frühlingszwiebeln, Grünkohl, Gurken, Kartoffeln, Kohlrabi, Kopfsalat, Kürbis, Mangold, Maronen, Möhren, Paprikaschoten, Pastinaken, Petersilienwurzeln, Pilze, Porree, Radicchio, Radieschen, Rettich, Romanesco, Rotkohl, Schwarzwurzeln, Sellerie, Spargel, Spinat, Süßkartoffeln, Tomaten, Weißkohl, Wirsing, Zucchini, Zwiebeln
- **Kräuter:** Basilikum, Bohnenkraut, Borretsch, Brunnenkresse, Dill, Kerbel, Koriander, Liebstöckel, Majoran, Melisse, Petersilie, Pfefferminze, Rosmarin, Salbei, Schnittlauch, Thymian
- **Gewürze:** Cayennepfeffer, Chili, Curry, Ingwer, Kardamom, Kreuzkümmel, Kümmel, Kurkuma, Muskat, Pfeffer, Safran, Zimt

→ **Nüsse, Trockenfrüchte und Samen:** Cashewnüsse, Datteln, Feigen, Haselnüsse, Kokosnüsse, Kürbiskerne, Mandeln, Maronen, Mohn, Pistazien, Rosinen, Sesam, Sonnenblumenkerne

→ **Getränke:** Apfelsaft (ungesüßt), Grapefruitsaft (ungesüßt), Möhrensaft, Orangensaft, Tomatensaft, Mineralwasser, Molke

## Säurelieferanten (Auswahl)

→ **Milch und Milchprodukte:** Buttermilch, Fruchtjoghurt, Hüttenkäse, Milch, Quark, Sahne, saure Sahne, Camembert, Gouda, Parmesan, Schmelzkäse

→ **Getreide und Getreideprodukte:** Brot, Buchweizen, Cornflakes, Couscous, Dinkel, Gerste, Grieß, Grünkern, Hafer, Haferflocken, Hirse, Knäckebrot, Pasta, Pizza, Polenta, Quinoa, Reis, Roggenmehl, Weizenmehl, Zwieback

→ **Getränke:** Alkohol, Cola, Eistee, Früchtetee, Kaffee, Kakao, Limonade, schwarzer Tee

→ **Sonstige Nahrungsmittel:** Chips, Eier, Eis, Essig, Fisch und Meeresfrüchte, Fleisch, Fleischbrühe, Gebäck, Hülsenfrüchte, Ketchup, Kuchen, raffinierte Fette und Öle, Schokolade, Senf, Süßigkeiten, Tofu, Wurst, Zucker

→ **Neutrale Lebensmittel (Auswahl):** Olivenöl, Sonnenblumenöl, Kefir, Butter

## Fasten

Während einer siebentägigen Basenfastenkur beschränkt sich der Speiseplan auf basische, neutrale und entgiftende Lebensmittel. Auf diese Weise wird der Körper auch weiterhin mit ausreichend Nährstoffen versorgt. Außerdem trinken Sie täglich nach dem Aufstehen ein Glas Wasser mit einem Teelöffel gelöstem Natron.

Basenfasten ist eine ideale Maßnahme, um den Darm zu sanieren, den Körper von Schlacken und Schadstoffen zu befreien, und nebenbei purzeln noch einige Pfunde. Zusätzlich wird das Körpermilieu durch die Entsäuerung umgestellt. Um diese Heilwirkung zu unterstützen, empfiehlt sich die Anwendung von Natronbädern, Massagen, Entspannungsübungen und pH-neutralen Körperpflegeprodukten.

Meiden Sie Nahrungsmittel wie Wurst, Käse, Zucker, Fleisch, Eier, Alkohol und Kaffee.

Es ist eine besonders milde Fastenform, da man trotzdem feste Nahrung zu sich nimmt, ein Gefühl der Sättigung erreicht werden kann und der Stoffwechsel nicht strapaziert wird.

Allerdings sollte man mit dem Essen aufhören, bevor man sich richtig satt fühlt, da das Sättigungsgefühl erst nach einigen Minuten einsetzt. Intensives Kauen bewahrt vor lästigen Blähungen und beschleunigt ebenfalls die Sättigung.

Der Abtransport von gelösten Schlacken wird durch reichliches Trinken gefördert. Greifen Sie immer zu destilliertem Wasser oder zu speziellen Kräutertees und trinken Sie täglich mindestens 2–3 Liter davon.

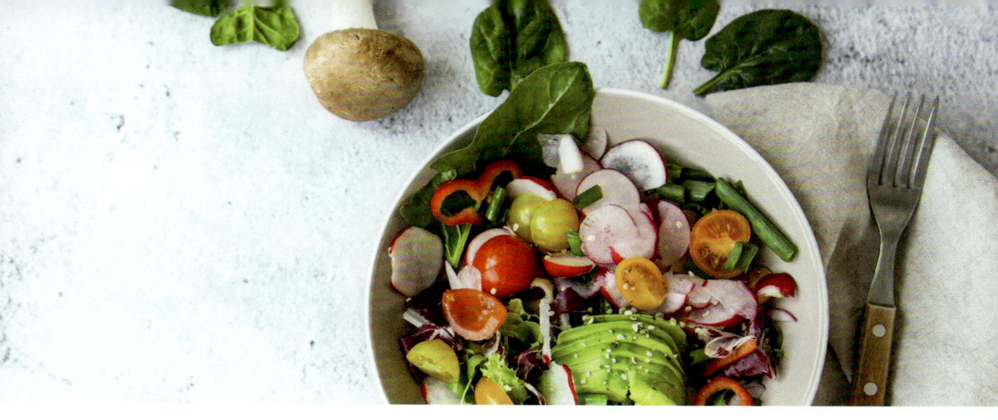

Säurebildner wie Joghurt, Milch und Käse sind tabu. Dafür können Sie reichlich reifes Obst und Gemüse genießen!

## 10 Tipps für die Fastenkur

- Vorsicht im Umgang mit Rohkost – nur bis 14.00 Uhr
- Viel trinken – mindestens 2–3 Liter täglich
- Naturbelassene Lebensmittel essen
- Gründlich kauen
- Möglichst wenig und so viel wie nötig essen
- Natronbadekuren (S. 93)
- Yoga, Qigong, Autogenes Training oder Meditation zur Entspannung (S. 141)
- Trockenbürsten (S. 158)
- Bewegung an der frischen Luft
- Entschlackungstees und täglich ein Glas Natronlösung
- Nach dem Fasten langsam mit normaler Kost starten

## Und so sieht Ihr Tagesplan für die sieben Fastentage aus:

### → Nach dem Aufstehen:

Gleich nach dem Aufstehen führen Sie das Ölziehen (siehe S. 161) durch. So starten Sie den Tag gleich mit einem Entgiftungsritual.

Wenn Sie möchten, können Sie dann Gelée royale zu sich nehmen – am besten in Form von Trinkampullen (Dosierung siehe Packungsangabe). Das Wundermittel, mit dem Honigbienen ihre Königinnen aufziehen und füttern, regt die Verdauung an, stärkt Wohlbefinden und Immunsystem.

### → Zum Frühstück:

Süßen Sie Ihren morgendlichen Heiltee (siehe S. 178) bei Bedarf mit etwas Kokosblütenzucker oder Honig. Verwenden Sie auf keinen Fall Rohrzucker oder Süßstoff. Frühstücken Sie ein wenig Obst (Apfel, Ananas, Papaya, Kiwi, Erdbeeren oder Himbeeren), eine sehr dünne Scheibe Vollkornbrot mit Avocadoaufstrich (Rezept siehe S. 173) oder Dattelaufstrich (Rezept siehe S. 174). Noch besser ist ein Basenmüsli aus zerkleinertem Obst, einem Teelöffel Erdmandelflocken, einem Esslöffel Mandelblättchen und dem Saft einer halben Orange oder Zitrone. Lassen Sie die Mischung vor dem Verzehr kurz durchziehen.

Trinken Sie die Natronlösung nach dem Frühstück in kleinen Schlucken.

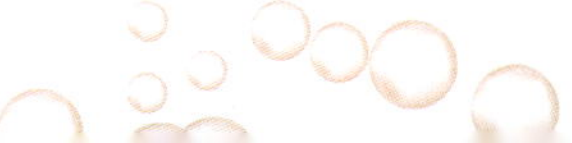

**→ Zwischensnack:**
Als Zwischensnack eignet sich Obst oder rohes Gemüse. Auch ein Drink aus Weizengraspulver oder ein Smoothie sind eine wunderbare Zwischenmahlzeit (Rezepte siehe S. 175).

**→ Zum Mittagessen:**
Trinken Sie ein kleines Glas frisch gepressten Gemüsesaft. Eine Liste mit basischem Gemüse finden Sie auf S. 166. Dazu können Sie ein leichtes basisches Gericht essen. Es gibt eine Reihe von Kochbüchern, die sich mit basischer Küche beschäftigen. Auch im Internet finden sich hierzu jede Menge Rezeptideen.

**→ Am Nachmittag:**
Trinken Sie einen frisch gepressten Gemüsesaft aus basischen Gemüsen wie Kohlrabi, Möhren oder Paprika, dem Sie heilende Kräuter beimengen. Wenn Sie der Hunger plagt, können Sie einen leichten Salat zu sich nehmen oder einfach ein Stück Gurke, eine Paprika, drei Radieschen oder zwei Möhren mit frischen Kräutern wie Basilikum, Zitronenmelisse oder Verbene essen. Machen Sie sich eine Tasse wohltuenden Kräutertee dazu (S. 178).

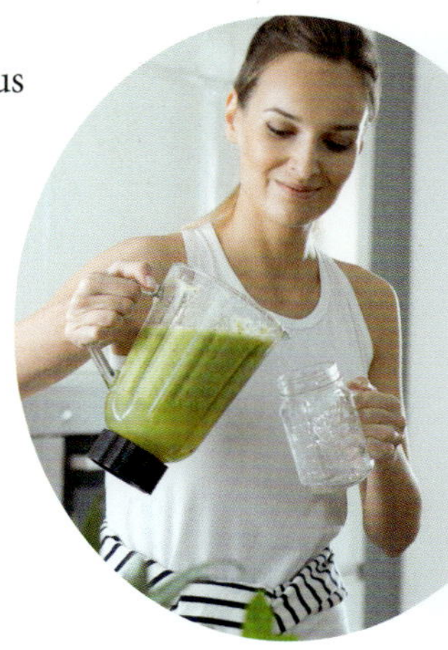

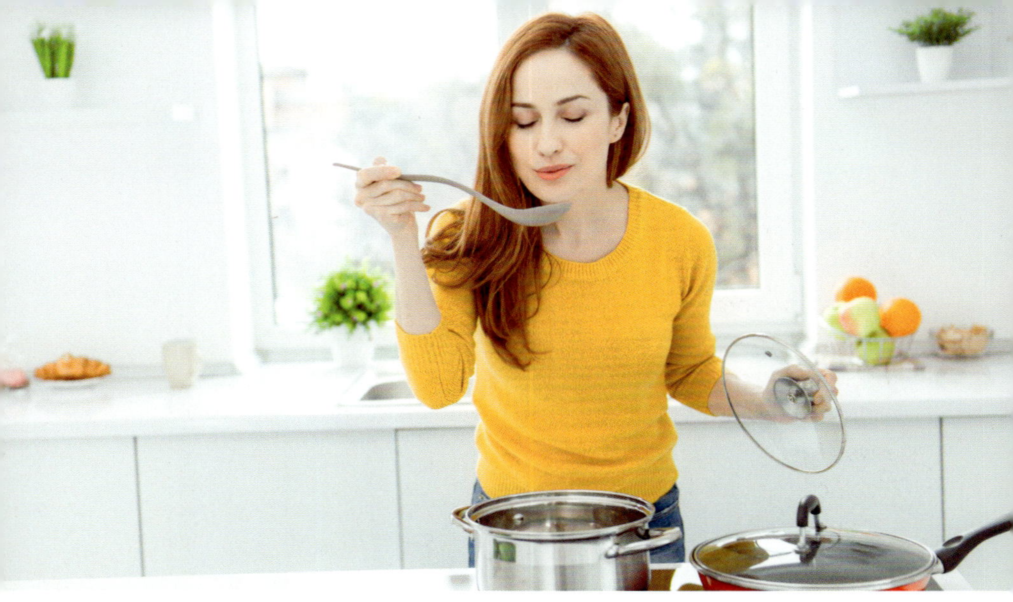

### → Zwischensnack:

Zwischendurch können Sie Mandeln, Kürbis- oder Sonnenblumenkerne knabbern. Auch ungeschwefeltes Trockenobst ist erlaubt – am besten stellen Sie dieses selbst im Backofen oder im Dörrautomaten her.

### → Zum Abendessen:

Kochen Sie sich entweder eine leichte Basen-Gemüsebrühe (Rezept siehe S. 176) oder eine andere feine Gemüsesuppe. Verzichten Sie dabei auf das Verfeinern mit Sahne, da während der Fastenkur keine tierischen Produkte konsumiert werden sollten. Ebenfalls empfiehlt sich gegartes Gemüse der Saison, das Sie im Dampfgarer zubereiten. Dazu trinken Sie wieder Kräutertee, den Sie nach Belieben mit Honig oder Kokosblüten süßen können.

# Vollkornbrot mit basischem Avocado-Aufstrich

**Zutaten für 2 Portionen:**

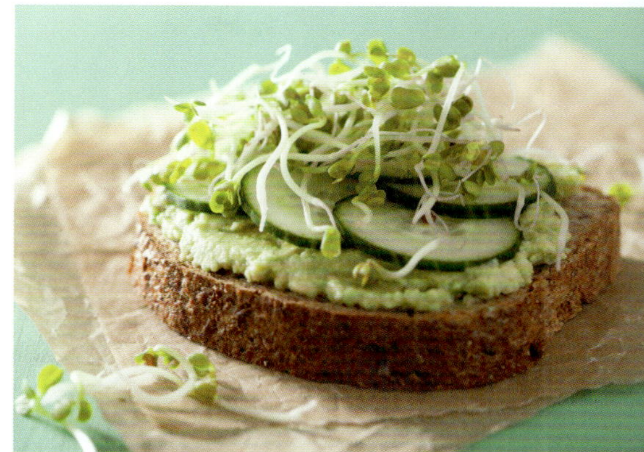

1 Avocado
1 EL frisch gepresster Zitronensaft
frische Kräuter (z. B. Melisse oder Petersilie)
etwas frisches Meersalz
1 kleine Prise Natron in Lebensmittelqualität
4 Scheiben Vollkornbrot
frische Rettichsprossen (alternativ z. B. Kresse oder Alfalfasprossen)
8 feine Gurkenscheiben

**Zubereitung:**

Die Avocado halbieren, den Stein entfernen und das Fruchtfleisch aus der Schale löffeln. Nun das weiche Fruchtfleisch mit einer Gabel zerdrücken und sogleich einige Tropfen frischen Zitronensaft darübergeben. Um dem Ganzen noch etwas Würze zu verleihen, die Kräuter waschen, trocken schütteln, hacken und mit dem Avocado-Fruchtfleisch vermengen. Nun mit etwas Meersalz und einer kleinen Prise Natron abschmecken, dann auf das Vollkornbrot streichen. Zum Schluss mit Sprossen und feinen Gurkenscheiben garnieren.

## Dattelaufstrich

**Zutaten für 2 Portionen:**

400 g Datteln
(getrocknet, ohne Kerne)
120 g gemahlene Mandeln
1 oder 2 Prisen Zimt
1 kleine Prise Natron in
Lebensmittelqualität

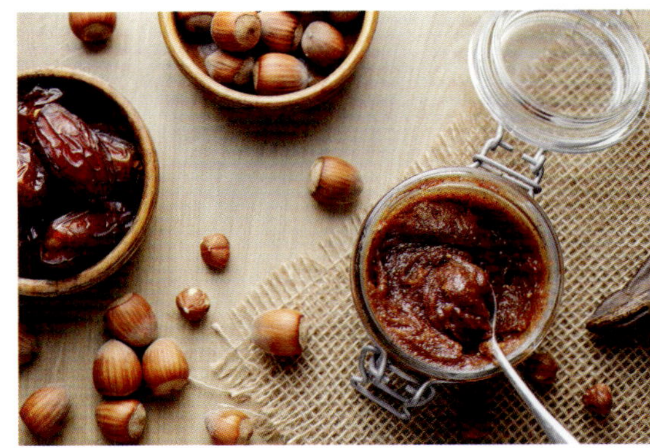

**Zubereitung:**

Die Datteln klein schneiden und zunächst etwa 10 Minuten wässern. Die Flüssigkeit abgießen, ein wenig davon auffangen. Dann die Mandeln und eine kleine Prise Natron dazugeben und den Aufstrich pürieren, bis er eine geschmeidige Konsistenz annimmt. Bei Bedarf noch etwas Wasser dazugeben. Den Aufstrich mit Zimt abschmecken.

## Grüner Smoothie

**Zutaten für 2 Portionen:**

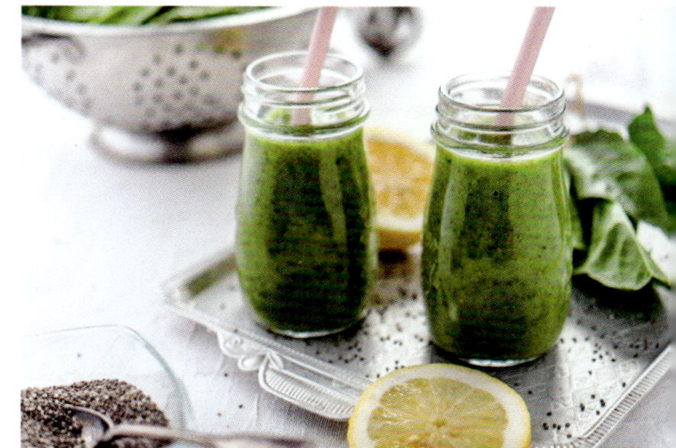

2 Handvoll Radieschengrün
2 reife Bananen
2 TL Zitronensaft
2 TL Leinöl
1 kleine Prise Natron in Lebensmittelqualität
200 ml stilles Mineralwasser
200 ml naturtrüber Apfelsaft

**Zubereitung:**

Das Radieschengrün waschen und trockenschütteln. Anschließend grob in Streifen schneiden. Die Banane schälen und in große Stücke schneiden. Bananenstücke, Zitronensaft, Leinöl, Wasser und Apfelsaft in den Mixer geben und pürieren, bis eine homogene Masse entsteht. Anschließend das Radieschengrün hinzufügen und alles weitermixen. Den schön cremigen Smoothie in ein Glas gießen und den Power-Drink am besten sofort genießen.

## Basen-Gemüsebrühe

**Zutaten für 3-4 Portionen:**

1 kg Suppengemüse (Möhren, Sellerie, Spinat, Fenchel, Kohlrabi, Grünkohl, Rosenkohl, Blumenkohl, Zucchini)
½ Bund Petersilie
1 Handvoll Selleriegrün
1 kleine Prise Natron in Lebensmittelqualität

**Zubereitung:**

Das Suppengemüse waschen, putzen, in kleine Würfel schneiden und mit einem Liter Wasser in einem Topf aufkochen. Bei geringer Hitze 20 Minuten köcheln lassen. Zum Schluss die gehackte Petersilie und das Selleriegrün dazugeben und die Suppe erneut 5 Minuten bei schwacher Hitze ziehen lassen. Durch ein Sieb abseihen. Natron hinzugeben. Jetzt haben Sie eine wunderbare basische Gemüsebrühe!

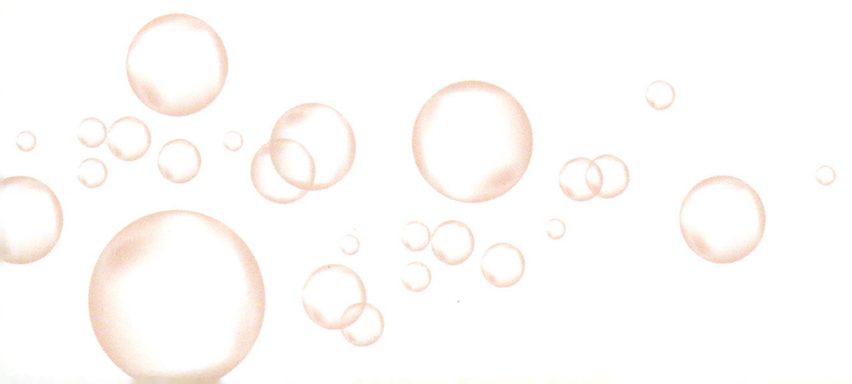

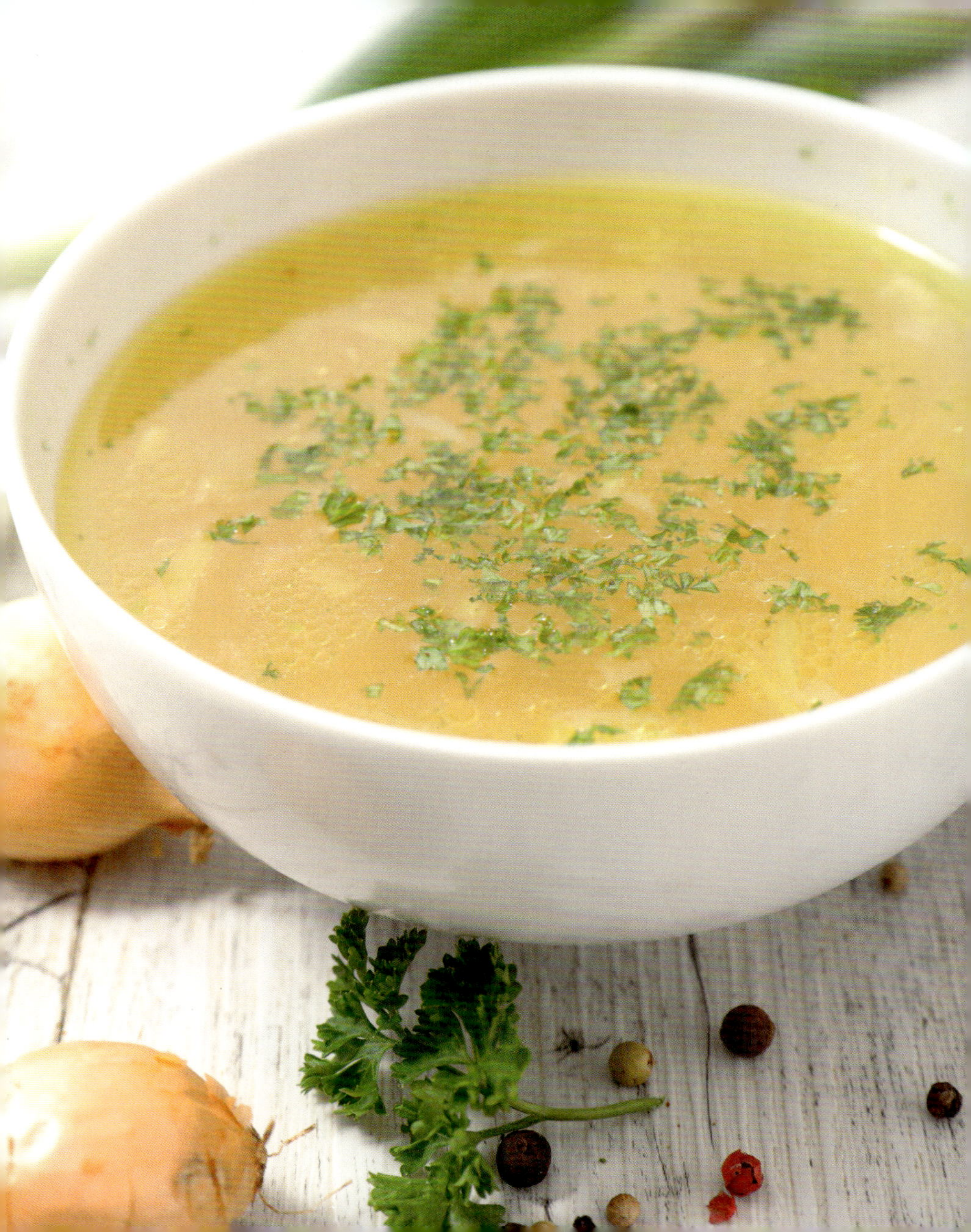

## Heiltees

Das Angebot an basischen Heiltees ist sehr groß. Sie können die Teemischungen allerdings auch im Handumdrehen selbst nach den eigenen Vorlieben zusammenstellen. Natürlich sollten Sie die Heilkräuter aufgrund von Wechselwirkungen nicht wahllos kombinieren. Deshalb finden Sie nachfolgend einige Kräuterempfehlungen für einen Morgen- sowie für einen Abendtee. Sie können diese problemlos kombinieren.

### Basischer Morgentee

Für den Morgentee, den Sie am besten auf nüchternen Magen trinken sollten, werden folgende Heilkräuter empfohlen:

- **Birkenblätter:** stark harntreibend, blutreinigend
- **Brennnesselblätter:** entgiftend, blutbildend, blutreinigend
- **Brombeerblätter:** schleimlösend, blutreinigend, wirksam gegen Durchfall
- **Fenchel:** antibakteriell, entspannend, harntreibend, krampflösend, schleimlösend
- **Lindenblüten:** beruhigend und blutreinigend
- **Löwenzahnblätter:** regen Galleproduktion in der Leber an, verdauungsfördernd, entgiftend
- **Melissenblätter:** anregend, antibakteriell, aufmunternd, beruhigend, krampflösend, kühlend, schmerzstillend, schweißtreibend
- **Rosmarin:** adstringierend, anregend, antibakteriell, entspannend, entzündungshemmend, krampflösend, schmerzstillend

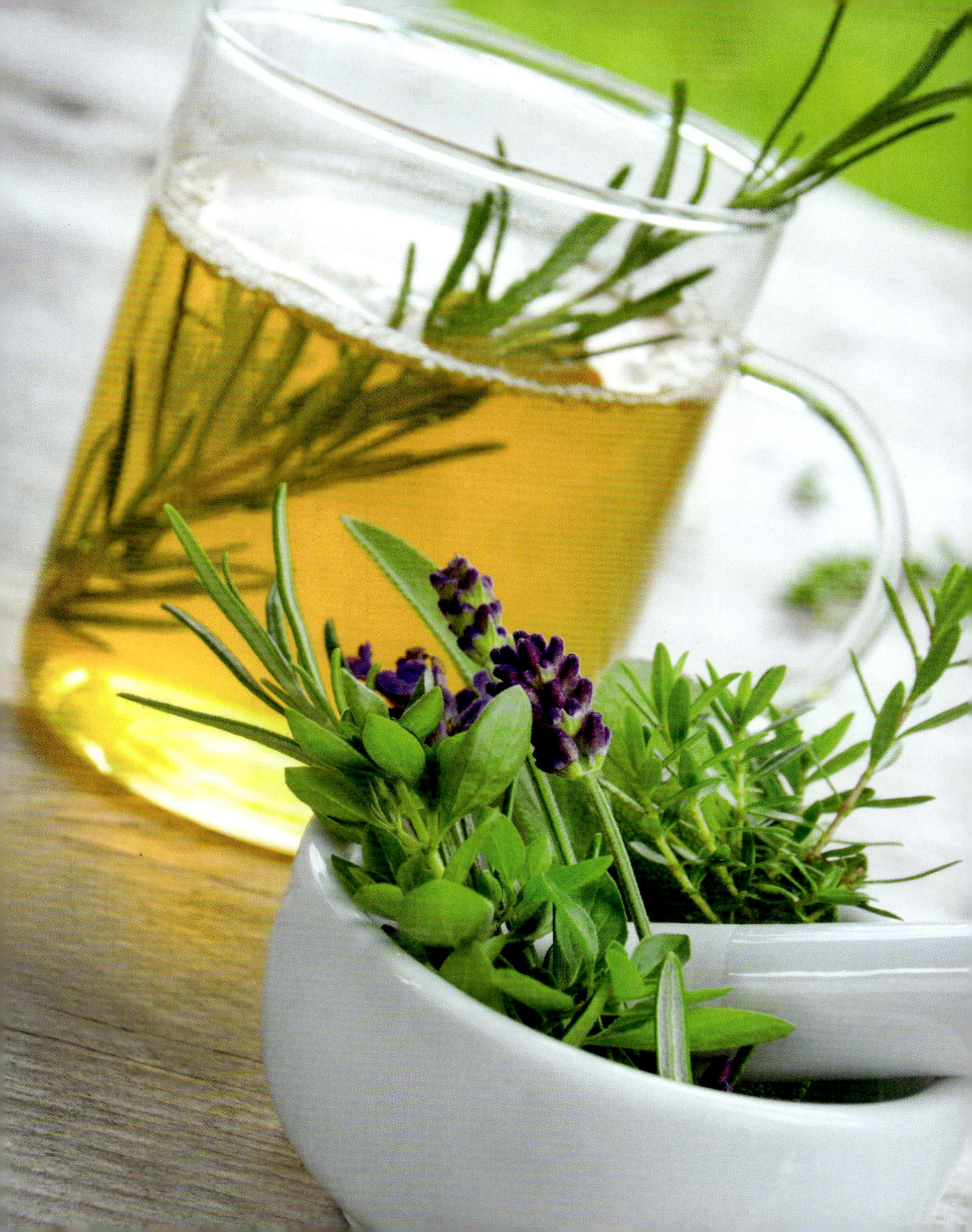

## Basischer Abendtee

Trinken Sie den Abendtee nicht direkt vor dem Zubettgehen, sondern etwa 2 Stunden vorher. So vermeiden Sie Harndrang während der Bettruhe. Die folgenden Heilkräuter eignen sich zur Zubereitung Ihres Abendtees:

- **Beifußkraut:** antibakteriell, beruhigend, durchblutungsfördernd, galletreibend, krampflösend, stärkend, verdauungsfördernd
- **Fenchel:** antibakteriell, entspannend, harntreibend, krampflösend, schleimlösend
- **Kornblumenblüten:** adstringierend, verdauungsfördernd
- **Lindenblüten:** beruhigend und blutreinigend
- **Spitzwegerichkraut:** antibakteriell, adstringierend, blutreinigend, entzündungshemmend, harntreibend, schleimlösend
- **Wegwarte:** adstringierend, anregend, blutreinigend, entzündungshemmend

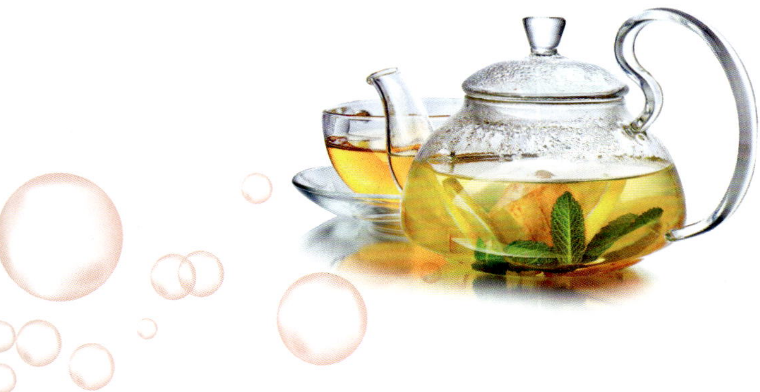

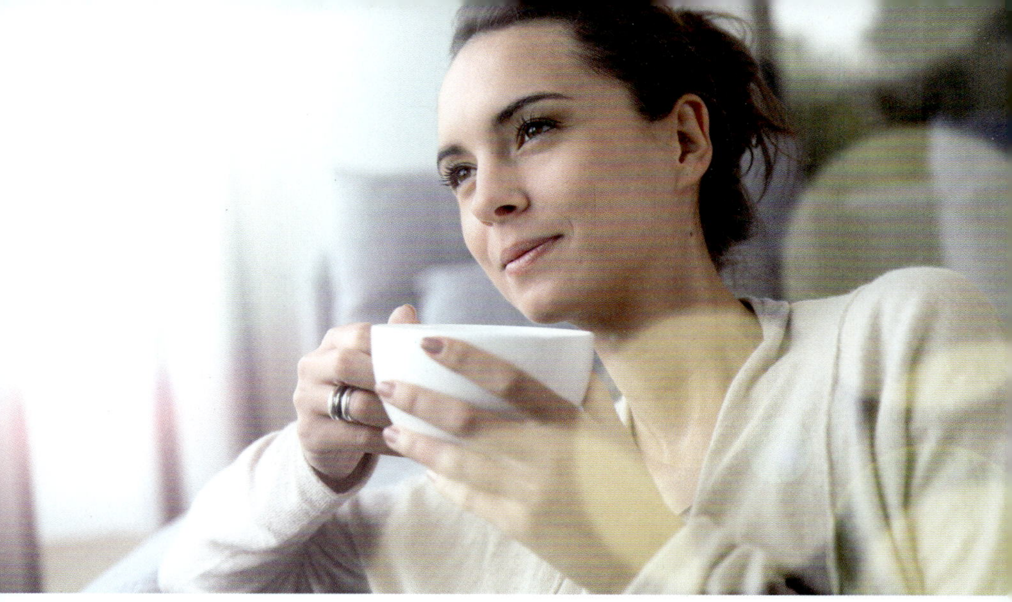

## Die richtige Zubereitung und Anwendung von Heiltees

➔ Trinken Sie täglich 1–2 Tassen der beiden Heiltees in langsamen Schlucken und verzichten Sie auf Süßungsmittel.

➔ So bereiten Sie Heiltees am besten zu: Überbrühen Sie einen gehäuften Teelöffel der Kräutermischung mit einer Tasse kochendem Wasser und lassen Sie den Tee zugedeckt 5–10 Minuten ziehen; danach seihen Sie ihn ab. Sie können das Heilkraut alternativ auch in heißem Wasser bis zu 3 Minuten zugedeckt kochen und dann abseihen.

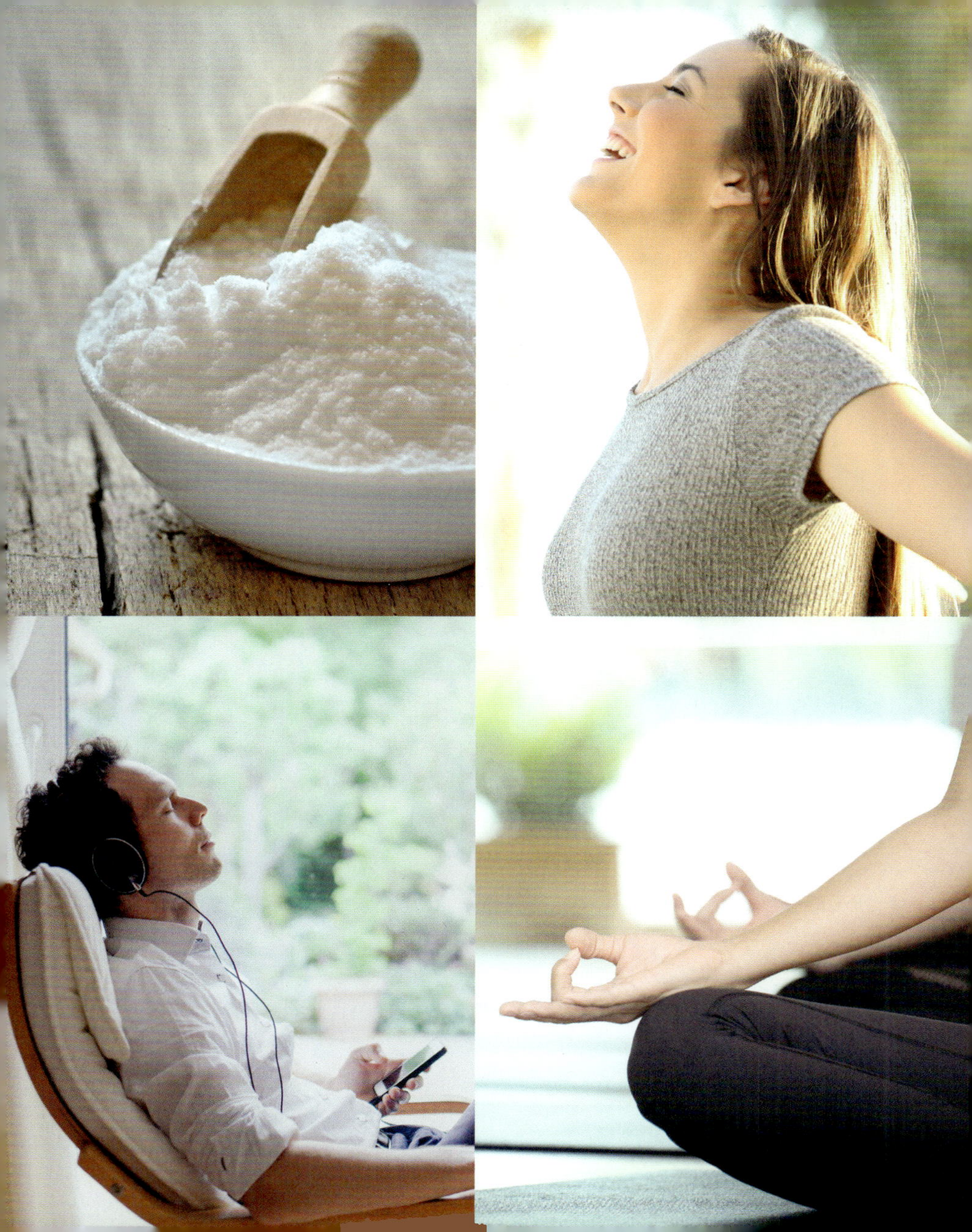

# Bibliografie

Drake, D. (1997): Antibacterial activity of baking soda. In: *Compend Contin Educ Dent* Suppl 18, S. 17–21

García-Padilla S., M. A. Duarte-Vázquez, K. E. Gonzalez-Romero, M. d. C Caamaño und J. L. Rosado (2015): Effectiveness of intra-articular injections of sodium bicarbonate and calcium gluconate in the treatment of osteoarthritis of the knee: a randomized double-blind clinical trial. BMC Musculoskelet Disord. 16, S. 114

Gillies, Robert J., Ian F. Robey, Brenda K. Baggett, Nathaniel D. Kirkpatrick, Denise J. Roe, Julie Dosescu, Bonnie F. Sloane, Arig Ibrahim Hashim, David L. Morse, Natarajan Raghunand und Robert A. Gatenby (2009): Bicarbonate Increases Tumor pH and Inhibits Spontaneous Metastases. *Cancer Res* 69: (6), S. 2260–2268

Gough, L. A., S. K. Deb, A. S. Sparks und L. R. McNaughton (2017): The Reproducibility of Blood Acid Base Responses in Male Collegiate Athletes Following Individualised Doses of Sodium Bicarbonate: A Randomised Controlled Crossover Study. In: *Sports Med.* 47 (10), S. 2117–2127

Granja, S., Tavares-Valente D, Queirós O und Baltazar F. (2017): Value of pH regulators in the diagnosis, prognosis and treatment of cancer. *Semin Cancer Biol.* Apr; 43, S. 17–34

Ibrahim-Hashim, A., Abrahams D., Enriquez-Navas P. M., Luddy K., Gatenby R. A. und R. J. Gillies (2017): Tris-base buffer: a promising new inhibitor for cancer progression and metastasis. *Cancer Med.* 6 (7), S. 1720–1729

Jeong, Jiwon, Soon Kil Kwon und Hye-Young Kim (2014): Effect of Bicarbonate Supplementation on Renal Function and Nutritional Indices in Predialysis Advanced Chronic Kidney Disease. In: *Electrolyte Blood Press.* 12 (2), S. 80–87

Josset, P. (1996): Therapeutic uses of natron in Ancient Egypt and the Greco-Roman world. In: *Rev Hist Pharm* (Paris), 44 (311), S. 385–396

Kleber, C. J., K. R. Davidson und M. L. Rhoades (2001): An evaluation of sodium bicarbonate chewing gum as a supplement to toothbrushing for removal of dental plaque from children's teeth. In: *Compend Contin Educ Dent* 22, S. 36–42

Ko, K. Y., A. F. Mendonca und D. U. Ahn (2008): Influence of zinc, sodium bicarbonate, and citric acid on the antibacterial activity of ovotransferrin against Escherichia coli O157:H7 and Listeria monocytogenes in model systems and ham. In: *Poult Sci.* 87 (12), S. 2660–2670

Letscher-Bru, V, C. M. Obszynski, M. Samsoen, M. Sabou, J. Waller und E. Candolfi (2013): Antifungal activity of sodium bicarbonate against fungal agents causing superficial infections. In: *Mycopathologia*; 175 (1-2), S. 153–158

Lomax, A. und S. Patel, N. Wang, K. Kakar, A. Kakar und M. L. Bosma (2017): A randomized controlled trial evaluating the efficacy of a 67% sodium bicarbonate toothpaste on gingivitis. In: *Int J Dent Hyg.* 15 (4), S. e35–e41

Madeswaran, Sathyasree und Sivakumar Jayachandran (2018): Sodium bicarbonate: A review and its uses in dentistry. In: *Indian Journal of dental Research*, 29 (5), S. 672–677

McIntyre, A., A. Hulikova, I. Ledaki, C. Snell, D. Singleton, G. Steers, P. Seden, D. Jones, E. Bridges, S. Wigfield et al. (2016): Disrupting Hypoxia-Induced Bicarbonate Transport Acidifies Tumor Cells and Suppresses Tumor Growth. *Cancer Res.* 1; 76 (13), S. 3744–3755

O'Connor, Paul M., Sarah C. Ray, Babak Baban, Matthew A. Tucker, Alec J. Seaton, Kyu Chul Chang, Elinor C. Mannon, Jingping Sun, Bansari Patel, Katie Wilson, Jacqueline B. Musall, Hiram Ocasio, Debra Irsik, Jessica A. Filosa, Jennifer C. Sullivan, Brendan Marshall und Ryan A. Harris (2018): Oral $NaHCO_3$ Activates a Splenic Anti-Inflammatory Pathway: Evidence That Cholinergic Signals Are Transmitted via Mesothelial Cells. In: *J Immunol* 15. Mai, 200 (10), S. 3568–3586

Parks, S. K., Y. Cormerais und J. Pouysségur (2017): Hypoxia and cellular metabolism in tumour pathophysiology. In: *J Physiol.* 15. April; 595 (8), S. 2439–2450

Peart, D. J., J. C. Siegler und R. V. Vince (2012): Practical recommendations for coaches and athletes: a meta-analysis of sodium bicarbonate use for athletic performance. In: *J Strength Cond Res.* 26 (7), S. 1975–1983

Pilon-Thomas, Shari, Krithika N. Kodumudi, Asmaa E. El-Kenawi, Shonagh Russell, Amy M. Weber, Kimberly Luddy, Mehdi

Damaghi, Jonathan W. Wojtkowiak, James J. Mul, Arig Ibrahim-Hashim und Robert J. Gillies (2016): Neutralization of Tumor Acidity Improves Antitumor Responses to Immunotherapy. In: *Cancer Research,* volume 76, Issue 6, S. 1381–1391

Pratten, J., J. Wiecek, N. Mordan, A. Lomax, N. Patel, D. Spratt und A. M. Middleton (2016): Physical disruption of oral biofilms by sodium bicarbonate: an in vitro study. In: *Int J Dent Hyg.* 14 (3), S. 209–214

Raschka, Christoph und Stephanie Ruf ([3]2017): Sport und Ernährung. Wissenschaftlich basierte Empfehlungen, Tipps und Ernährungspläne für die Praxis. Stuttgart, New York, Delhi, Rio: Thieme Verlagsgruppe

Sircus, Marc (2017): Natriumbicarbonat: Krebstherapie für jedermann. Leipzig: Goldmann Verlag

Takeuchi, H., Y. Arai, T. Konami, T. Ikeda, T. Tomoyoshi und K. Tatewaki (1983): A study on Sathyasree Madeswaran und Sivakumar Jayachandran urinary fungal infection. In: *Hinyokika Kiyo* 29 (10), S. 1273–1237

## Internet

Cohut, Maria (2018): Baking soda: A safe, easy treatment for arthritis? In: Medical News Today. Unter *https://www.medicalnewstoday.com/articles/321624.php* (zuletzt abgerufen am 05.05.2019)

Caamaño, Maria del Carmen, Sandra García-Padilla, Miguel Ángel Duarte-Vázquez, Karla Elena González-Romero und Jorge L Rosado (2017): A Double-Blind, Active-Controlled Clinical Trial of Sodium Bicarbonate and Calcium Gluconate in the Treatment of Bilateral Osteoarthritis of the Knee. Unter: *https://www.ncbi.nlm.nih.gov/pmc/articles/PMC5385469/#bibr3-1179544116688899* (zuletzt abgerufen am 05.05.2019)

Pressemitteilung des Ludwig Cancer Research Centers (2018): How might baking soda boost cancer therapy? Unter: *https://www.ludwigcancerresearch.org/news/how-might-baking-soda-boost-cancer-therapy* (zuletzt abgerufen am 05.05.2019)

Smollin, Craig (2007): The Use of Sodium Bicarbonate in Medical Toxicology. Unter: *https://calpoison.org/news/use-sodium-bicarbonate-medical-toxicology* (zuletzt abgerufen am 03.05.2019)

# Die Autorin

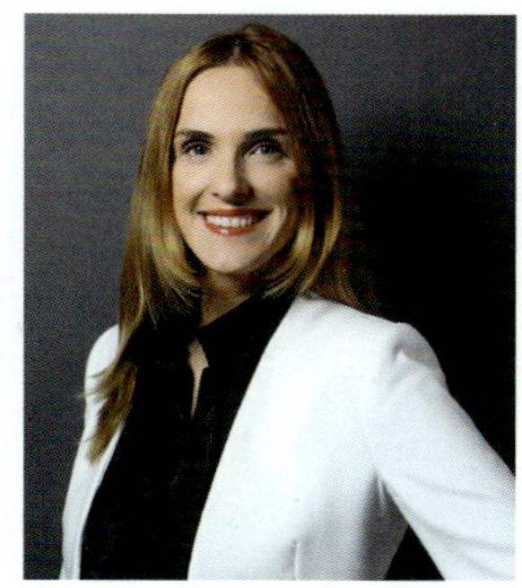

**Dr. Natalie Lauer** ist promovierte Kunsthistorikerin und als freie Autorin unter anderem mit den Schwerpunkten Ernährung, Naturheilkunde, traditionelle medizinische Systeme und Medizin sowie als Übersetzerin für medizinische Fachbücher tätig.

# Bildquellen

**Adobe Stock:** Luis Echeverri Urrea (Cover), Yakobchuk Olena (3), Madeleine Steinbach (3), t.sit (3), Nomad_Soul (3), gitusik (3), kite_rin (3), lenetsniko (3), Africa Studio (3), alenaohneva (5), alenaohneva (7), alenaohneva (9), alenaohneva (13), alenaohneva (15), Dimitar Marinov (15), underdogstudios (19), puhhha (24), pixelliebe (25), Halfpoint (27), Dimitar Marinov (30), Racle Fotodesign (31), zinkevych (32), Anut21ng Photo (35), liukovmaksym (36), peterschreiber.media (37), Aaron Amat (37), Sebastian Kaulitzk (38), Tierney (39), Leonid (40), brovarky (41), fizkes (41), Photographee.eu (42), Antonioguillem (43), WavebreakMediaMicro (44), alenaohneva (45), staras (45), Fiedels (46), Christian Jung (47), Lars Zahner (47), Africa Studio (48), alenaohneva (49), New Africa (49), Aleksej (49), Monika Wisniewska (50), ag visuell (51), gballgiggs (52), New Africa (52), alenaohneva (53), #CNF (53), Subbotina Anna (54), UMA (56), djoronimo 57), Alexander Raths (58), BenStudioPRO (59), Photographee.eu (60), Orlando Bellini(61), alenaohneva (61), bernardbodo (61), Dimitar Marinov (64), rtem Shadrin (65), New Africa (67), Africa Studio (69), contrastwerkstatt (71), sdecoret (72), Artem Shadrin (75), alenaohneva (76), natali_mis (77), narstudio (79), alenaohneva (80), jovannig (81), alenaohneva (82), ra2 studio (85), fortyforks (89), Jonas Glaubitz (90), Dave_Pot (92), alenaohneva (92), George Dolgikh (92), Dimitar Marinov (92), Alliance (93), Alliance (94), Alena Ozerova (95), MAXSHOT 96), almaje (97), Floydine (99), alenaohneva (99), kazmulka (100), William WANG (101), alenaohneva (102), BillionPhotos.com (104),

Kurhan (105), drubig-photo (107), Jiri Hera (108), Andrey Popov (109), alenaohneva (109), Paolese (111), forma82 (113), alenaohneva (112), Karyna Chekaryova (115), alenaohneva (114), Yakobchuk Olena (116), Africa Studio (117), igishevamaria (119), alenaohneva (119), ThamKC (120), ThamKC (121), alenaohnev (120), Полина Власова (122), ThamKC (123), Voyagerix (124), alenaohneva (124), Gennadiy Poznyakov (125), alenaohnev (125), fotoduets (126), ThamKC (127), snowing12 (128), alenaohneva (128), pressmaster (129) Africa Studio (130), alenaohneva (130), Mara Zemgaliete (131), Racle Fotodesign (132), Pixelot (133), alenaohneva (134), Andrey Popov (136), ThamKC (137), kerdkanno (140), kite_rin (141), vgorbash (142), fizkes (143), santiago silver (143), ii-graphics (144), anyaberkut (145), paulcannoby (146), georgerudy (147), ulza (148), ulza (149), Africa Studio (150), isnez (150), t.sit (151), Korn V. (152), Reicher (152), alenaohneva (153), Leonid (153), Andrey Popov (154), t.sit (155), Nomad_Soul (156), Blue Planet Studio (157), visnezh (157), Iryna (157), Leonid (158), Nobilior (159), anetlanda (160), Sea Wave (161), zest_marina (162), New Africa 163), lenetsniko (164), vaaseenaa (165), Maridav (165), bit24 (166), bit24 (167), alenaohneva (169), marrakeshh (169), Leonid (170), alenaohneva (171), Photographee.eu (171), deagreez (172), dusk (173), Melica (174), thepiwko (175), maxsol7 (180), goodluz (181), Laurentiu Iordache (183), anyaberkut (183), Antonioguillem (183)

**Fotolia:** BillionPhotos (3)